U0247111

双相情感障碍自救手册

双相情感障碍Ⅱ型与躁郁症实用治愈指南

[美]彼得·福斯特 [美]吉娜·格雷戈里 著

陈婕 译

THE BIPOLAR
DISORDER WORKBOOK

POWERFUL TOOLS AND PRACTICAL
RESOURCES FOR BIPOLAR Ⅱ AND CYCLOTHYMIA

中国工人出版社

图书在版编目（CIP）数据

双相情感障碍自救手册：双相情感障碍Ⅱ型与躁郁症实用治愈指南 /
（美）彼得·福斯特，（美）吉娜·格雷戈里著；陈婕译. —北京：中国工人出版社，2022.7
书名原文：
The Bipolar Disorder Workbook: Powerful Tools and Practical Resources for Bipolar II and Cyclothymia
ISBN 978-7-5008-7816-2

Ⅰ.①双… Ⅱ.①彼…②吉…③陈… Ⅲ.①情绪障碍 – 治疗 – 手册 Ⅳ.①R749.405–62

中国版本图书馆CIP数据核字（2022）第090786号

双相情感障碍自救手册：双相情感障碍Ⅱ型与躁郁症实用治愈指南

出 版 人	董　宽	
责任编辑	周小彦	
责任校对	丁洋洋	
责任印制	黄　丽	
出版发行	中国工人出版社	
地　　址	北京市东城区鼓楼外大街45号　邮编：100120	
网　　址	http://www.wp-china.com	
电　　话	（010）62005043（总编室）（010）62005039（印制管理中心）	
	（010）62379038（社科文艺分社）	
发行热线	（010）82029051　62383056	
经　　销	各地书店	
印　　刷	北京市密东印刷有限公司	
开　　本	880毫米×1230毫米　1/32	
印　　张	8.75	
字　　数	140千字	
版　　次	2022年7月第1版　2024年9月第3次印刷	
定　　价	46.00元	

引言

INTRODUCTION

受到在一个多学科诊所共同工作的伙伴的经验启发，我们开始了本书的创作。这个诊所的主攻方向是治疗双相情感障碍和单相抑郁症患者。我们发现，大多数面临双相情感障碍挑战的人都可以拥有正常的生活——过有意义的生活并得到生活的回馈。但这并不意味着我们低估了双相情感障碍，相反，我们认识到了它的强大。

双相情感障碍发作时，患者会处于周期性高能量水平和高创造力状态，我们的许多患者利用这段时期创造出了出色的应用程序、艺术品、建筑设计、启动计划等。他们成功的关键是能够有效管理自己的情绪，为灵感充沛时刻创造一个良好的工作环境，同时允许自己有工作效率降低的时期。通过努力和一些韧性，患有双相情感障碍的人也可以过上充实而有意义的生活。

对双相情感障碍和躁郁症的成因及如何将这些症状的负面影响降到最低的科学认识是我们保持乐观的基础。例如，最近我们对调节睡眠和觉醒的生物钟如何影响情绪的认知发生了突飞猛进的变化。

下面是我们实践中的案例，说明了这样的新见解（以及你将在本书中发现的其他技巧）是如何改变一个感觉自己正走向灾难的人的人生的。

理查德当时正在艰难地办理离婚手续，离婚后，他将与心爱的儿子分开。和他生活在一起的是一位才华横溢但情绪不稳定的记者。理查德还管理着旧金山湾区最大、最具争议的建筑项目之一。虽然他很聪明，也很有魅力，在自己的专业领域成绩斐然，生活却一团糟。当我们第一次见到他时，他在认真地考虑自杀。

　　我们很快确认了他的心理模式是深度抑郁期和反常的高能量水平及高成就（以及冒险）期交替出现。出现高能量水平及高成就（以及冒险）期，是一些患有双相情感障碍Ⅱ型患者特别富有创造力的原因。确认了病情，我们就能更好地选择药物来治疗他的抑郁症，也有助于对他的轻度躁狂问题展开富有成效的讨论。他之前的精神科医生认为只需要治疗他的抑郁症就足够了，但我们可以很清楚地看到，导致他抑郁的原因是他对轻度躁狂发作期兴奋状态的迷恋，就像一只扑火的飞蛾。理查德已经意识到，他情绪崩溃通常是由于睡眠不足和疯狂的工作安排，从黎明到午夜的各种会议，但他无法控制自己的行为。

　　在之前的项目中，他总是需要一个同事来为他轻度躁狂期的一些过激行为善后，安抚被他冒犯的人，并在他抑郁时及时补位。随着时间的推移，我们成功向他展示了将更好的睡眠习惯、有规律的锻炼、少喝酒（酒精是使他在轻度躁狂发作期睡眠情况变差的原因之一）、正念冥想以及更好地认识和接受患上双相情感障碍的好处和缺点等措施结合在一起，能让他的精神功能更加稳定。更重要的是，理查德还了解到，这种更大的稳定性并没有使他失去在工作中的天才创造力。

有了更稳定的情绪，他原本混乱的生活渐渐平复。最终，他解决了与前妻的冲突，恢复了与儿子的关系，并和那个情绪反复无常的记者分了手，转而与一个能够支持他的新生活方式的可爱女人建立了关系。这一巨大的生活质量提升，始于一个非常简单的睡眠干预，然后逐渐扩展开来。

多年来，能与双相情感障碍和躁郁症患者合作，帮助他们重塑自己的生活，使之变得更加美好，我们一直深感欣慰。在我们的诊所里，我们使用的也是这本书里的练习和干预措施，它们都很有效。一次又一次，我们看到人们在学习管理他们的双相情感障碍 II 型或躁郁症方面取得了成功。改变生活需要时间，但现在你们手里有了这本工具书，也可以开始重启你们的生活了。

如何使用本书？

本书的编排顺序是很讲究的。每一章的理念、技巧和技术都建立在前一章的基础上，所以我们强烈建议你按顺序阅读本书。不过，没有必要匆匆忙忙读完本书。事实上，根据你的时间表，以相对缓慢的速度阅读本书，可能更有意义。

通过带领双相情感障碍团队开展类似的项目，我们得出的经验是以每周完成一章的节奏阅读本书，更适合大多数人。但在完成这些练习的过程中，如果你因为任何原因想要暂停或需要休息，也完全没有问题。因为你很可能想要多次重复练习，所以在填写题目之前，最好先复印几份。

我们先来看看诊断原则。由于各种原因，对精神病学的诊断过程是有争议的。它会把问题过度简单化，将个人经历简化为症状，并没有我们希望的那样可靠。但诊断结果确实能让我们通过对比患者的经历，找到推动患者做出有效改变的治疗模式，所以我们在本书第一部分中首先对双相情感障碍的诊断标准展开深入研究。

我们会详细探讨双相情感障碍Ⅱ型和躁郁症的症状。经过对比，你就能发现本书是否适用于你的生活状况，并掌握基本理论知识。在探讨过诊断标准之后，我们将回顾一些治疗双相情感障碍的有效方法。虽然不是一个面面俱到的列表，但本书几乎包括了我们在临床中经常用到的所有工具。我们重点关注了来自认知行为疗法和接受承诺疗法的治疗工具。这些理念以及来自人际和社会节律疗法与心理治疗的认知行为分析系统的理念，构成了本书大部分理论基础。

如果你想改善症状，不管处在人生的哪个阶段、有过怎样的经历，你都可以随时翻阅本书。一些人可能对双相情感障碍一无所知，而另一些人则已经具备丰富的理论知识和临床经验。在进入本书的核心部分之前，我们在第一部分提供了一个自我评估，帮助你在阅读之旅的开始阶段确定你所在的位置。

本书第二部分重点关注的是高能量水平状态，如轻度躁狂发作和混合情绪发作。在这个时期，你会对自己的能力产生更大的信心，这可能会让人感到兴奋，但如果这种感觉是不切实际的，也可能有潜在风险。什么时候应该对"看似美好的一天"感到担忧呢？我们可以帮助你找到这个问题的答案。在其他情况下，高能量水平状态可能会表现为躁动和易怒等症状。你可以在本书中学习应对这些极端情绪状态的技巧。

本书第二部分还提到了如何应对抑郁症，抑郁通常是双相情感障碍最严重的症状。我们将讨论抑郁症对生活的各种影响，并展示日常活动中相对微小的变化如何帮助预防和减轻抑郁症状，并缩短其发作时间。此外，我们还将向你展示如何制订个人计划，以应对与抑郁、轻度躁狂或混合情绪状态相关的危险行为。

在本书第三部分中，我们将讨论拥有一个团队或支持网络的重要性，它们能帮助你更有效地应对双相情感障碍和躁郁症。我们将在你创建和维持一个有效团队的过程中提供指导，并提供理论工具来帮助你解决可能造成关系破坏的冲突。

保持身体强健对保证双相情感障碍II型和躁郁症患者的生活质量非常重要，贯穿全书的小贴士和具体建议能帮助你提高身体健康水平。

在本书最后一章中，我们将讨论如何对这些理论工具进行优先排序——哪些应该成为你日常生活的一部分，哪些需要保存起来以备将来使用？当你读完本书的时候，希望你能掌握这一整套行为指导策略，并在它们的帮助下，创造出你本应享有的理想生活。

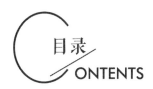

目录
CONTENTS

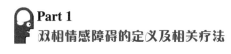

Part 1
双相情感障碍的定义及相关疗法

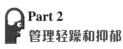

Part 2
管理轻躁和抑郁

Part 3
建立应对双相情感障碍的支持体系

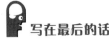

Part 1

双相情感障碍的
定义及相关疗法

在这一部分中，我们将通览本书涵盖的诊断标准（双相情感障碍Ⅱ型、躁郁症和其他双相障碍）。我们讨论了它们的情绪状态分类，包括轻躁（轻度躁狂）和抑郁，以及它们与双相情感障碍Ⅰ型的区别，还包括对这些症状不同的治疗方法的概述，特别是非药物治疗方法，以及在没能找到一个双相情感障碍临床专家的情况下，你该如何从这些治疗方法中获益。

Chapter 1

了解双相情感障碍Ⅱ型与躁郁症

本章将介绍双相情感障碍Ⅱ型与躁郁症及其他双相障碍（我们称之为"双相谱系障碍"）的关键特征，以及它们与双相情感障碍Ⅰ型（双相情感障碍中最容易识别和诊断的类型）的区别。

尽管在《精神障碍诊断与统计手册》中，轻度躁狂和双相情感障碍Ⅱ型的概念在30多年前就已经得到了承认，双相谱系障碍却经常被误读。我们经常听到精神健康专家表示，没有经历过剧烈的躁狂发作的人"不可能真的患有双相情感障碍"，这令人非常吃惊。

这种误读产生了很多问题。10多年前，我们见过一名叫凯莉的年轻女子，她就是一个近乎悲剧的例子。凯莉虽然聪明、迷人，但经常做出冲动的决定，以致得到糟糕的结果。当时，她正在接受一位德高望重的荣格分析师的治疗。尽管这位分析师很聪明，但他有一个缺点：他不知道自己不知道什么。换句话说，他不知道自己的专长的边界在哪里。这位分析师相信，基于荣格精神观，他能够"理解"凯莉做出的所有冲动决定。应她母亲的要求，我们去见了凯莉。在我们看来，凯莉显然患有双相情感障碍。为此，我们强烈建议用锂盐治疗。起初，她的药物反应很积极，但也经历了烦人的不良反应。

这时，凯莉的精神分析师介入进来，建议她集中精力接受他的治疗，所以她停止了与我们情感障碍诊所的合作。我们非常担心，于是安排与分析师见面，向他解释我们的诊断结果，但他并不信服。两年后，凯莉差点儿自杀身亡，这次自杀企图与轻度躁狂和抑郁症状的混合发作有关。幸运的是，她意识到她所接受的治疗是不够的，于是回到了我们的诊所。经过适当的治疗，她的精神状态和生活满意度随着时间的推移都得到了大幅提升。透彻了解双相情感障碍对于开展有效治疗至关重要，这只是其中一个案例。

》▎熟悉你的诊断结果

如果你最近被诊断出患有双相情感障碍和躁郁症，有人可能已经与你探讨过一些定义这些疾病的关键概念和症状。然而，可能因为这些概念很复杂，也可能在得知自己患有某种形式的双相情感障碍时情绪往往过于激动，所以不难发现，很多人在与双相情感障碍症状斗争多年之后，对一些基本概念仍然不太了解。在这个项目中，我们要做的第一步就是确保你掌握足够的知识来应对挑战、管理症状。

情绪异常分为两类：

1.那些只经历"正常"情绪或抑郁症状的人，被诊断为抑郁症（如重度抑郁症或心境恶劣）。

2. 那些经历过抑郁状态，也经历过高能量水平或激活状态（轻度躁狂、躁狂或躁郁混合症状）的人，被认为患有双相情感障碍。

本书更关注的是两种经常被误读和误诊的双相情感障碍——双相情感障碍Ⅱ型和躁郁症。它们之所以容易遭到误解，是因为它们与最强烈的高能量水平状态（躁狂）无关。我们也将简要介绍一系列名为"其他特定的双相情感障碍"和"非特定的双相情感障碍"的情况，并把它们归为一类，称之为"其他双相情感障碍"。

双相情感障碍Ⅱ型

当一个人经历了至少一次轻度躁狂发作和一次严重抑郁发作时，就可以被诊断为双相情感障碍Ⅱ型。我们将会对轻度躁狂进行更详细的定义，但现在你可以将其认为是与任何严重身心损伤无关（或完全没有身心损伤）的比较温和的躁狂。发作期可以非常短，在某些情况下甚至不足四天。

 轻躁

"轻躁"一词来自希腊语词根"hypo",意
思是小于或低于"躁狂"。轻躁是躁狂的一种
形式,比躁狂的强度小,基本区别是轻度躁狂
(轻度或无损害)与躁狂(严重损害)相比,
造成的损害更小。

即使是经验丰富的心理卫生临床医生,也会经常对
这一问题感到困惑:一个人一生中只经历过一次轻度躁
狂发作,而有多次重度抑郁症发作,仍会被认为患有双
相情感障碍Ⅱ型。这是因为经历过一次轻度躁狂发作的
人很有可能在未来的某个时间点再次经历躁狂发作,所
以给他们推荐的治疗方法需要同时考虑两种类型的情绪
发作。

对大多数人来说,区分由双相情感障碍造成的抑郁

和与双相情感障碍无关的严重抑郁并不难。但很显然，在治疗双相情感障碍患者时，对高能量水平或轻度躁狂症状的重视程度取决于其严重程度和发作频率。

20年前，一个人在接受抗抑郁药物治疗后出现过一次轻躁，之后只经历过正常情绪发作或抑郁发作，这与那些经常游走在轻躁和抑郁状态之间的人是不一样的。每个人的治疗方案都要与他们各自的症状模式相匹配。

躁郁症

"躁郁症"是一种为期至少两年且多次出现轻度高能量水平发作和轻度抑郁发作的情况。因为它们明显不那么严重，高能量水平发作没有达到轻度躁狂或躁狂发作标准，而抑郁发作不符合重度抑郁发作的标准。在两年时间内，患者必须有超过一半的时间处于高能量水平或抑郁状态。在某些情况下，躁郁症可能发展成双相情感障碍Ⅰ型或双相情感障碍Ⅱ型。但在经历过这种轻度情绪交替发作模式的人中，有相当一部分人并没有出现更严重的症状。

》┃ 症状

双相情感障碍 Ⅱ 型与躁郁症的主要症状是轻躁和抑郁。这些症状的发作频率和它们对患者生活的影响程度，都是不同的。下面的信息将帮助你了解情绪周期会如何影响你的生活，以及你能做些什么来应对它们。

轻躁

轻躁发作是一种特征明显、易于察觉的状态，一般会持续四天或更长时间，表现为持续的兴奋、快乐或易怒，以及不寻常的活动或能量水平的增加。在此期间，可能出现下面这些症状：

- 对自己做事能力的不切实际的信任（自大）

- 睡眠需求的减少

- 明显更加健谈

- 注意力分散（被你通常不会注意到的事物吸引）

- 活动性增强（在家中、工作地点或学校里做的事情更多）

- 做有风险的事情（花太多的钱，从事不寻常的活动，进行高风险的商业投资等）

　　轻躁发作与严重的功能损害或精神病症状无关，不需要住院治疗。当出现损伤、精神错乱、住院治疗的情况时，意味着更有可能是躁狂发作，而不是轻躁发作。

　　符合双相情感障碍 II 型的诊断标准的轻躁发作，不能是由身体状况或使用药物（如服用兴奋剂或致幻剂）而引起的。在诊断标准中，有一个特别需要注意的问题，要区分与服用抗抑郁药相关的轻度躁狂。如果这些症状只在药物停留在患者体内期间出现，就不能认为是轻躁发作。但如果由抗抑郁药物引起的轻度躁狂在药物已经代谢完毕后仍在持续，就可以认为是轻躁发作。

回想一下你最近一次感觉精力充沛的时候，经历过我们描述的症状吗？这种情况持续了多长时间？有其他人注意到你的行为变化吗？回答这些问题，可以帮助你确定你是经历了轻度躁狂还是与之密切相关但更加极端的躁狂症状。

躁狂

躁狂是一种比轻度躁狂更剧烈的高能量状态。如果你曾经有过躁狂发作，你的诊断结果将是双相情感障碍Ⅰ型。

确定躁狂的标准是：一次发作至少持续 7 天，并与严重的功能损害（无法工作或自我照顾，与朋友和家人疏远）或精神病症状（幻觉、完全不切实际的信念、妄想或其他错觉）相关，必须住院治疗。

　　除更加严重和至少持续 7 天两个标准外，躁狂的症
状与轻躁大体相同。不过对大多数人来说，躁狂涉及的
是一种更高水平的能量状态。考虑到这一点，我们在下
面的轻躁症状练习中描述了一些可能出现的差异，该练
习将躁狂症、轻躁症和轻度精力充沛的状态与躁郁症的
诊断标准进行了比较。

轻躁的症状

　　回想一下你精力特别充沛、活跃的时候，还有你
乐观或易怒的时候，经历过哪些症状？从熟悉你
的人那里了解情况会很有帮助，因为其中一些症
状对你自己来说可能并不容易察觉。请勾选所有
符合自身情况的选项。

症状	严重：躁狂	中等：轻躁或轻度精力充沛	轻度：躁郁症
自大	□认为自己无所不能	□对个人能力有不现实的认识	□对自身能力的评价稍微乐观
睡眠减少	□数天不眠	□能睡 4 到 5 小时	□每天比正常人少睡 1 到 2 小时
健谈	□不停说话、发短信、打电话，让他人很烦恼	□更加喜欢说话；与平常不会交谈的人说话	□邮件比平时长，短信比平时多，话也多一些
注意力分散	□对任何事的注意力不会超过几分钟；持续分心	□注意到平常不会注意到的东西；喜欢更鲜艳的颜色；嗅觉更灵敏；很难长时间阅读	□更乐于享受感官世界，但在必要时可以集中注意力
活动增加	□不停地活动	□活动量明显增加，其他人也能察觉到	□稍微活跃一点儿，但不会惹他人讨厌
冒险行为	□清晰的冒险行为，如危险驾驶	□轻微冒险的行为，例如不寻常的高消费和高风险理财行为	□对性更感兴趣；消费更多一些

与轻躁症状一样，如果躁狂症状是由身体状况或药物引起的，则不符合双相情感障碍Ⅰ型的诊断标准。不过，由药物引发的躁狂发作，持续时间如果超过了药物存在于血液中的时间，则符合双相情感障碍Ⅰ型的诊断标准。

区分由医疗条件或药物引起的轻度躁狂或躁狂症状和单纯由双相情感障碍或躁郁症引起的症状，是一个很困难的问题。如果你还对此存有疑问，也可以咨询具有治疗和诊断双相情感障碍专业知识的精神病学家或心理学家。

抑郁

一般来说，抑郁是一种与躁狂或轻躁相反的状态，它是与能量下降、缺乏动力、悲伤等联系在一起的。我们将在本章后面讨论混合症状这一特殊情况（能量增加的同时，情绪抑郁）以及可能出现躁狂或轻躁发作症状（如躁动和失眠）的抑郁发作。但现在，让我们将注意力放在典型的抑郁症状上。

抑郁检查量表

重度抑郁症的发作至少持续两周，其间你可能会出现以下症状。为了更多地了解你经历的抑郁状况，请完成下面简短的自我评估，勾选你曾经历过的症状。

□一种沮丧、悲伤、空虚、绝望或伤心的情绪，在两周的时间里，几乎每天都是如此。

□在两周的时间里，几乎每天大部分时间里，对所有或几乎所有活动的兴趣显著降低。

□在不节食的情况下，一个月内体重下降超过5%，或者在两周内几乎每天都有明显的食欲下降。

□一个月内体重增加超过5%，或者在两周内几乎每天都有明显的食欲增加。

□失眠（睡眠减少但睡眠需求未减少）持续两周。

□几乎每天嗜睡（睡眠明显增加）持续两周。

□几乎每天都有明显（他人可察觉）的躁动，持续两周。

□几乎每天都有明显（他人可察觉）的活动减少，持续两周。

□几乎每天都感到疲倦或精力下降，持续两周。

□几乎每天都觉得自己毫无价值或极度内疚，持续两周。

□ 几乎每天都感觉思考、集中精力或做常规决定的能力在下降，持续两周。

□ 反复出现死亡或自杀的念头，有自杀的企图或计划。

抑郁类型

抑郁症患者可能会经历不止一种类型的抑郁。你是这种情况吗？你在抑郁状态下是否伴随有体重减轻和食欲下降，但有时又会食欲增加？你在抑郁状态下是否有时会有烦躁、焦虑或易怒的情况？伴随抑郁状态，你是否有睡眠增加和精力降低的现象？

回想你通常经历的症状类型，并描述它们。

_____

_____

_____

_____

_____

_____

混合发作

  我们对情绪发作的理解的一个重要变化是，我们越来越认识到，将双相情感障碍患者的经历用轻躁、躁狂和抑郁发作来描述，过于简单了。最新版的《精神障碍诊断与统计手册》包含了进一步承认"混合发作"：兼具轻躁或躁狂症状和抑郁症状的情绪发作。基于主要症状，这些发作被认为是轻躁、躁狂或抑郁，并被描述为具有"混合特征"，以突出通常与主要情绪状态无关的症状存在。

　　举个例子，轻躁发作可能混合有绝望或万念俱灰的感觉，并伴随健谈和能量水平上升——我们通常不会把这些与抑郁症联系在一起。这种混合的发作可能包括愤世嫉俗和悲观的想法，以及躁动和冲动决策的情况。

　　你经历过混合症状吗？这些状态可能特别痛苦和危险，因为绝望情绪和能量水平提升组合在一起，甚至比纯粹的抑郁更有可能导致自我毁灭的行为。

如果你有自杀或自残的想法，该怎么办？

　　如果你现在正在考虑自杀或自残，或者你发现自己的脑海里全是关于死亡的想法或盼望死亡，请严肃对待这些想法。这样的想法表明你面临的压力超过了你拥有的应对资源。它们在提示你需要帮助，必须要重视起来。

- ◉ 立刻找个人谈谈。
- ◉ 让其他人知道你的想法。当我们有自杀的想法时，有时会发生一件可怕的事，那就是我们会远离那些可以为我们提供支持的人。尽管这可能非常困难，但现在到了必须让他人分担我们的痛苦的时刻。也许他人无法感同身受，但要让他们知道你感觉自己已经不堪重负。与爱你的人开始对话很重要。

● 寻求专业帮助。如果你正在接受心理健康专家的治疗，让他们知道你有自杀的想法。认识到这些想法是一个信号，意味着你需要更多的帮助。如果你还没有开始接受治疗，现在是去寻求帮助的好时机。

● 去最近的急诊室。

》┃它们跟遗传有关吗?

双相情感障碍和躁郁症具有显著的遗传基础。它们通常是家族遗传的，不过偶尔也会隔代遗传。（如果可以的话，也问问你祖父母那一代的情况。）双相情感障碍 I 型的遗传基础最为强大。如果你有一个患有双相情感障碍的同卵双胞胎，那么你自己患双相情感障碍的概率是 40% ~ 45%，这个比例是非常高的，但也强调了一个事实，即基因不是全部，起作用的还有基因和环境的相互作用。即使遗传了一组容易患上双相情感障碍的基因，如果你没有接触到某些压力源，或者你养成了健康应对压力的习惯，你也可能不会患上双相情感障碍。虽然直到最近，我们才开始逐渐了解这种基因与环境的相互作用，但它非常重要。

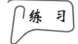

练习

家族史调查

你的家族中曾有人被诊断出抑郁、轻躁或躁狂症状吗？或者，曾有人表现出类似的迹象或症状吗？使

用下面的量表，写下你的经历。请注意，对于这些
疾病的态度和知识是随着时间而变化的，这意味着
关于祖父母甚至叔叔阿姨的信息可能是有限的，除
非他们表现出了极端的症状。注意，在"描述"一
栏中，也应包括关于治疗和治疗反应的信息。

亲属	线索	描述
父亲	抑郁史 情绪波动史 易怒史 危险行为史 酒精或药物使用史 精神治疗史	
母亲	抑郁史 情绪波动史 易怒史 危险行为史 酒精或药物使用史 精神治疗史	
兄弟姐妹	抑郁史 情绪波动史 易怒史 危险行为史 酒精或药物使用史 精神治疗史	

（续表）

亲属	线索	描述
祖父母	抑郁史 情绪波动史 易怒史 危险行为史 酒精或药物使用史 精神治疗史	
外祖父母	抑郁史 情绪波动史 易怒史 危险行为史 酒精或药物使用史 精神治疗史	
其他亲属	抑郁史 情绪波动史 易怒史 危险行为史 酒精或药物使用史 精神治疗史	

》| 双相情感障碍与焦虑性障碍并发

双相情感障碍本身已经是一个巨大的挑战，但许多双相情感障碍和躁郁症患者还必须应对"共存病"的额外挑战。在常见的双相情感障碍共存病中，焦虑性障碍和药物使用障碍是最常见的。我们稍后会讨论药物使用障碍，但在此之前，让我们先关注双相情感障碍和焦虑性障碍并发的问题。

社会性焦虑和双相情感焦虑

社会性焦虑是双相情感障碍患者最常出现的焦虑性障碍，这乍一听上去有些奇怪，因为我们经常把双相情感障碍与轻躁和躁狂症具有的外向和爱交际的特点联系在一起。但大多数双相情感障碍患者在抑郁或正常情绪下，身处社交场合都会表现出明显的焦虑情绪。这可以部分理解为社会关系中断的自然后果。通常人们经历重大情绪波动时，都会造成社会关系中断。如果你现在正在接受治疗师的治疗，那么可以请他们帮助你解决你的社会性焦虑。

创伤后应激障碍和双相情感障碍

　　创伤后应激障碍和双相情感障碍之间的关系非常复杂，但还是应该努力去了解，因为这很重要。多达1/3的双相情感障碍患者在人生的某个阶段经历过创伤后应激障碍，心理创伤、面临死亡或死亡威胁、重伤或强奸等创伤经历都可能引发创伤后应激障碍。如果经历过这些，那么你患创伤后应激障碍的风险就会增加。如果有机会，应该向治疗师咨询。此外，患有双相情感障碍的父母和其他亲密家庭成员可能会无意中让孩子患上创伤后应激障碍。比如，患有双相情感障碍的父亲在酗酒后大发雷霆，而疏忽大意的母亲未能阻止孩子遭受虐待，这只是家庭中可能发生的例子。最后，双相情感障碍患者的轻躁和躁狂发作经历以及伴随这些情绪状态的冒险行为会增加青少年和成年期发生创伤性事件的风险。幸运的是，在显著缓解创伤后应激障碍的症状方面，有很好的治疗方法。关于暴露疗法和其他有效的治疗方法，请咨询你的心理健康专家。

整体健康策略

通读全书，你会发现很多保持身体健康的重要提示。保持一个强健的身体，是双相情感障碍患者获得幸福生活的关键。不管你信不信，保持身体健康真的对稳定情绪非常有益。例如，运动是应对过度焦虑的有效方法。我们的第一个整体健康策略关注的就是着手建立一个有规律的锻炼习惯。

锻炼与活动计划

最好的锻炼项目是你能经常参与并且喜欢的运动。为了保持情绪稳定，我们建议制订一个每周 5 天、每天30 分钟的有氧运动（一种可以提高心率的运动）计划。

哪些活动对你有吸引力？

☐快走或徒步旅行

□慢跑或跑步

□瑜伽

□武术（空手道、柔术、柔道、合气道等）

□挥拍运动（网球、短柄墙球、英式壁球等）

□游泳

□骑行（公路骑行、山地骑行等）

□循环训练

□健美操

□滑冰

□团队运动（棒球、足球、篮球、排球等）

□跳舞

□水上运动（皮划艇、风筝滑水、公开水域游泳等）

□冬季运动（滑雪、越野滑雪、滑冰等）

□其他运动项目

现在让我们制订一个时间表。记住，每周5天、每天 30 分钟的有氧运动对稳定情绪很有好处。

每周运动计划样表

	周一	周二	周三	周四	周五	周六	周日
上午 7：00							
上午 7：30							
上午 8：00							
上午 8：30							
上午 9：00							

说明：

惊恐性障碍（恐慌症）与双相情感障碍

几乎 1/4 的双相情感障碍患者同时患有惊恐性障碍。如果你是其中之一，就会知道恐慌是一种突然的来势汹汹的恐惧，它让你觉得自己好像心脏病发作甚至发疯了。尽管恐慌发作已经够糟糕的了，但对很多人来说，恐慌症真正让他们丧失功能的原因是他们开始试图避免

某些经历以防止恐慌再次发作的倾向。不幸的是，逃避
策略从长远来看，起不到任何作用。因为事实上，对某
种经历的回避与恐慌和焦虑症状的增强有关。但有一个
好消息，我们有有效的疗法可以治疗恐慌并扭转其致残
效应。如果想了解认知行为疗法，如渐进式暴露等，请
向心理健康专业人士咨询。

》| 双相情感障碍的影响

双相情感障碍可以对一个人的生活产生深远的影
响，特别是在没能有效治疗的情况下。严重的情绪发
作，包括轻度躁狂和抑郁，不仅会破坏你与家人和朋友
的关系，还会影响工作表现。

更常见的是，许多人对自己在发作期的行为感到羞
愧，这使得他们在抑郁或轻度躁狂发作结束之后，很难
重新建立联系或修复关系。在情绪发作期间，你也可能
会错过成长和发展的机会，你可能不得不辍学、辞职或

者一直无法正常生活。这些可能会导致你感觉自己被甩在后面，而与此同时，你的同龄人都在继续前行。

但也不全是坏消息，可能你自己也已经体会到，双相情感障碍Ⅱ型和躁郁症也可能与建设性的技能和个性特征有关。轻度躁狂有时会带来巨大的生产力和创造力。

在《轻度躁狂的优势：美国社会中（一点）疯狂和（大量）成功之间的联系》中，约翰·加特纳认为，这个国家的许多伟大成就可能与轻度躁狂有关。在《触火：躁狂抑郁症与艺术气质》中，凯·雷德菲尔德·贾米森以一种更加学术的方式，指出了双相情感障碍与创造力相关的有力证据。

躁郁症如何影响你的生活？

双相情感障碍和躁郁症对你的生活有哪些积极或消极的影响？从下面的列表中进行选择，在与你情况相符的例子旁边打钩，也可以补充来自你个人经验的例子。

领域	积极影响	消极影响
家人	□从家庭获得支持 □与其他有情绪症状的人分享经历 □其他：_____	□家庭关系的丧失 □家庭关系的紧张 □误解 □羞耻感或内疚感 □其他：_____
朋友	□从朋友那儿获得支持 □与其他有情绪症状的人分享经历 □其他：_____	□失去朋友 □与朋友关系紧张 □误解 □羞耻感和污名 □其他：_____

（续表）

领域	积极影响	消极影响
亲密关系	□伴侣发现轻躁发作带来的高能量状态和创造力很有吸引力 □从伴侣那里获得支持 □与其他有情绪症状的人分享经历 □其他：＿＿＿＿＿＿＿＿＿	□关系结束或离婚 □关系的紧张 □误解 □羞耻感或污名 □其他：＿＿＿＿＿＿＿＿
工作和财务状况	□轻躁发作带来的高能量状态和创造力有助于你在工作和经济上获得成功 □与双相情感障碍相关的创造力是工作或职业的重要组成部分 □其他：＿＿＿＿＿＿＿＿＿	□遭受歧视或羞辱 □失业或失去晋升机会 □一直无法正常生活并失去收入 □其他：＿＿＿＿＿＿＿＿
健康	□轻躁发作引起的能量水平提升能促进身体活动的增加 □与轻躁相关的创造力让你更多地在家做饭 □其他：＿＿＿＿＿＿＿＿＿	□药物或酒精滥用问题 □健康问题 □增重 □其他：＿＿＿＿＿＿＿＿
心理	□感受情绪的变化提升了你对生命的理解 □与双相情感障碍的斗争能提高心理健康水平 □其他：＿＿＿＿＿＿＿＿＿	□与抑郁发作相关的严重疼痛和情绪低落 □情绪不稳定导致的个人行为不确定性 □双相情感障碍与焦虑症同时出现导致的损伤 □其他：＿＿＿＿＿＿＿＿

≫ | 要点与后续步骤

在本章中，我们讨论了不同类型的双相情感障碍，重点是双相情感障碍 II 型和躁郁症。我们学习了这两类双相情感障碍的症状——轻度躁狂和重度抑郁，还讨论了一些与双相情感障碍 I 型相关的躁狂症的特点。最后，我们对双相情感障碍和其他心理障碍共存病的现象以及双相情感障碍对患者生活的影响进行了探讨。

让我们再花点儿时间，回顾一下本章的要点：

1. 写下你在本章中学到的关于双相情感障碍的类型和症状的知识点，列举一两点。

2. 描述你经历过的焦虑症状，以及它们与不同的情绪状态的关系。

3. 确定一些行动步骤。例如，如果你同时患有焦虑症和双相情感障碍，你打算如何寻找帮助来缓解你目前的焦虑症状？

Chapter 2

双相情感障碍和躁郁症的主要疗法

虽然双相情感障碍Ⅱ型和躁郁症是不同的情况，但相似的治疗方法对两者都是有效的。在本章中，我们来看看能有效治疗双相情感障碍Ⅱ型和躁郁症的各类方法以及最常用的处方药。

》｜认知行为疗法

认知行为疗法是一种帮助你诊查你的想法、感觉和行为的相互联系和相互作用方式的疗法。通过发现这一关系，你可以发现识别无益的思维模式的方法，挑战或改变你对这些想法的反应方式，强化支持你的价值观的行为，帮助管理你的症状，从而提高整体健康水平。

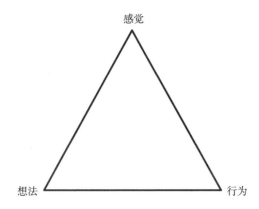

认知行为疗法技术对抑郁和高能量状态（轻度躁狂）的症状都很有用。当你感到抑郁时，很容易产生有害的（通常是错误的）信念和想法，这些信念和想法会强化你的抑郁情绪，并干扰你采取行动或参与改善情绪的活动。例如，自己毫无价值或内疚的想法可能会导致你自我孤立，并停止工作或其他社会活动。这样做会强化你觉得自己毫无价值的想法，必然会导致你错过潜在的乐趣或有益的经历，而这也会让你的感觉更加糟糕。

　　在抑郁发作时，最常见的一种想法是"我是个失败者"。认知行为疗法要求你去观察是什么事件让你产生了这样的想法，这种事件被称为"触发器"。认知行为疗法还要求你检查当你有消极想法（感觉）时的情绪。最后，思考你对消极想法（行为）的反应。

　　例如，如果你在工作中因为任务完成得太晚而收到了负面反馈，你可能会觉得"我是个失败者"，并因此感到害怕和悲伤。认知行为疗法会要求你检查这些想法或感觉是如何改变你的行为的。有了这样的想法后，你做了什么？在这一天剩下的时间里，你有没有试图避开你的老板？你是否把时间花在担心上而不是工作上？你的反应通常是有益的还是无益的？认知行为疗法使你得以审视自己的想法——"我是个失败者"，以及你对这种想法毫无益处的反应（逃避工作），并教会你改变自身反应的方法，从而收获理想的结果（按时完成下一项任务）。

　　认知行为疗法研究的是事件、想法、感觉和行为之间的相互作用，通常特别关注审视和改变我们的思维方式——这是认知行为疗法中的"认知"部分。例如，认知行为疗法会让你思考"我是个失败者"的想法是否有益，即它是否能带你到你想去的方向？还会让你思考这一想法是否准确，即你真的是一个彻头彻尾的失败者吗？别人也这么看你吗？或者，你是一个在某些方面很成功但在某些方面不那么擅长的人，任务完成得晚就代表你彻底失败了吗？有什么证据能证明你是"失败"的？有没有反面证据？通过练习，你逐渐会用更健康的想法和信念取代不准确或自我否定的想法。这个审视和挑战自身想法的过程被称为"认知重构"。

有时候，一些想法很难识别或挑战。遇到这种情况，你可以选择把注意力放在你回应这些想法的方式（你的行为）上。例如，当你产生了"我是个失败者"的想法后，你推迟了下一个项目，也不查看工作邮件，对你来说，改变这些行为比挑战这种想法更容易。

你可以先设定一些小的工作目标来帮助你重拾信

心，例如，花10分钟处理你收到的电子邮件，或者给自己半个小时来为下一个项目制订时间表。更好的做法是，当你成功完成了这一时间表后，给自己一个小奖励。这种以行为为中心的干预对改善抑郁情绪非常有效。如果你感到使你抑郁的想法根深蒂固，难以改变，从行为入手是一个很好的开始。

当你经历抑郁发作或情绪低落时，专注于能让你心情变好的行为也很有帮助，比如锻炼、早起、社交、每晚睡眠时间限制在8小时等，通过完成易于实现的小任务来建立自我效能感。这一策略被称为"行为激活"，是改善抑郁症状最有效的方法之一。

当你处于高能量情绪状态（如轻躁症）时，通常会有高估自己能力、低估行为风险的想法。这些想法会导致冲动决策、过度消费和各种冒险行为。

这时候，你也可以使用认知行为疗法来测试你轻躁想法的准确性，并找出有效的应对方式。例如，当你考虑进行一笔你负担不起的大额消费时，如果你的想法是

"不管怎样都会解决的"，你可以使用认知行为疗法来收集支持或反对这种想法的证据。你有钱付账吗？你有没有注意到自己有其他高能量的情绪症状能说明你一般不会做出这样的决定？

由于轻躁发作的一个重要特征是大脑中评估风险的区域活动减少，因此寻求他人的意见也有助于提出一个更现实的风险评估。当你处于轻度躁狂状态时，在做出重大决定或购物前，要积极使用 48 小时规则。确保晚上睡个好觉，并在这 48 小时内咨询一些值得信赖的朋友或家人，这样，你在做决定时就不会只有一种观点。

练习

认知重构

现在你已经对认知行为疗法很熟悉了，也知道了在你情绪激动或沮丧时，如果出现了毫无益处甚至可能不准确的想法时，如何应用这一技术。试着在下面的练习中使用认知行为疗法的思想分析技巧。

你在什么场景中产生了这个想法？

什么时候，在哪里，这些想法为什么会发生？

/ _____

/ _____

/ _____

你的心情如何？

当你产生这些想法的时候，你有什么感觉？你出现了哪些情绪，请在相符的情绪列表上打钩，并标明强度（分值为 0 ~ 100：0 表示一点儿都不强烈，100 表示最为强烈）。

□麻木（强度：　　　　）

□兴奋（强度：　　　　）

□悲伤（强度：　　　　）

□内疚（强度：　　　　　）

□孤独（强度：　　　　　）

□失望（强度：　　　　　）

□紧张（强度：　　　　　）

□痛苦（强度：　　　　　）

□愤怒（强度：　　　　　）

□其他＿＿＿＿＿（强度：　　　　　）

你有什么想法？

写下你的想法。试着贴近你最真实的想法，而不是对想法进行总结或分析。例如，"我是个失败者"就比"我觉得我好像是个失败者"要好。

🖊 ＿＿＿＿＿＿＿＿＿＿＿＿＿＿＿＿＿＿＿＿＿

🖊 ＿＿＿＿＿＿＿＿＿＿＿＿＿＿＿＿＿＿＿＿＿

🖊 ＿＿＿＿＿＿＿＿＿＿＿＿＿＿＿＿＿＿＿＿＿

你的想法是否准确？

当时，你有多大把握说这些想法是准确的？在上面每个想法的旁边写一个估计数字。

不确定				完全确定
0		50%		100%

证据和反证

你的想法有什么依据？即你有什么证据支持这些想法或者有什么证据来反对这些想法？

支持这些想法的论点：

_____

_____

反对这些想法的论点：

_____

_____

在对正反两方面的论点进行思考后，有没有更平衡的想法呢？

_____

_____

你现在有什么想法?

现在你已经花了一些时间来审视自己的想法,并考虑一些不同的想法,这样做对你的心情有什么影响?

_____

_____

你现在的心情如何?

请在相符的情绪列表上打钩,并标明强度(分值为 0 ~ 100:0 表示一点儿都不强烈,100 表示最为强烈)。

□ 麻木(强度:　　　)

□ 兴奋(强度:　　　)

□ 悲伤(强度:　　　)

□ 内疚(强度:　　　)

□ 孤独(强度:　　　)

□ 失望(强度:　　　)

□ 紧张(强度:　　　)

□痛苦（强度：   ）

□愤怒（强度：   ）

□其他 _____（强度：   ）

双相情感障碍的治疗

对于抑郁和轻度躁狂或精神亢奋的双相症状，一个重要的治疗选择是某些被称为情绪稳定剂的药物。选择正确的药物，必须与有技能和经验的临床医生进行交谈，他们可以为你提供有关选择的有效信息。

下面两张表也可以为你提供一些有用的参考。第一张表显示了根据你当前的情绪状态，药物和其他生物治疗的类型可能会有所帮助；第二张表考虑了哪些药物可能是最有效的预防发作的持续基础。其评级范围在 1 到 6 颗星之间，1 颗星表示不太有用，6 颗星表示最有用。一般来说，预防发作比治疗当前症状更有效。

根据问题选择药物

治疗轻度躁狂和抑郁	治疗抑郁且无情绪不稳定的不良反应	治疗轻度躁狂和躁郁症	慎用
锂	拉莫三嗪	非典型抗精神病药物	莫达非尼（用于抑郁症的治疗）
喹硫平	鱼油	丙戊酸钠	强光（用于抑郁症的治疗）
奥氮平	甲状腺剂	卡马西平	普拉克索（用于抑郁症的治疗）
卡马西平		锂	经颅磁刺激（用于抑郁症的治疗）

预防发作的有效性

药物	预防发作	预防躁狂	预防抑郁
阿立哌唑	****	****	*
双丙戊酸钠	****	**	***
拉莫三嗪	****	**	***
锂	*****	****	**
奥氮平	******	*****	***
喹硫平	******	*****	***

》▎接受和承诺疗法

现在我们转向有效干预措施列表上的另一个疗法——接受和承诺疗法，它包括许多有助于处理双相情感障碍Ⅱ型和躁郁症的技巧。心理学家史蒂文·海斯开发了一种治疗方法，使用接受和正念策略，以及对基于价值观的行为改变的承诺来帮助人们提升幸福感。

接受和承诺疗法更注重你和你的想法与情绪的关系，而不是你的想法的内容。接受和承诺疗法识别核心心理过程。当这些过程得到加强时，可以帮助你减轻与症状相关的痛苦，这样你就可以更好地生活。下面我们将描述一些核心过程，并提供一些技术来帮助加强它们。

接受

在接受和承诺疗法的世界观里，"接受"是指接受你当前的现实，不管它是什么，即使这个现实是令你不舒服或痛苦的。但这并不意味着你要放弃或者让自己不快乐。它确实意味着放弃对现状的心理斗争，因为改变或拒绝现实的斗争是许多不必要的痛苦和不幸的来源。

"接受"意味着承认一种情况的现状（而不是我们的大脑告诉我们它是什么或我们希望它是什么），即使我们不喜欢它。这包括不可避免的痛苦现实，如童年创伤或双相情感障碍的诊断。尽管这可能让人觉得是自我保护，但与无法改变的现实做斗争或逃避行为从长远来看会增加我们的痛苦。

通过允许我们的经验存在，通过接受已经存在的东西而不反抗或躲避它，我们为痛苦的经历创造了自然消退的空间。当我们不再把痛苦作为我们关注的焦点时，我们也会创造空间去体验其他更愉快的情感，比如快乐和爱。

正念

当下的意识也被称为"正念"，是接受和承诺疗法的另一个核心过程，可以在很多方面帮助你管理症状和保持健康。乔恩·卡巴金博士将正念定义为"专注于某一特定方面：有意地在当下不加评判地集中注意力"。

"活在当下"会增加你对所有想法、情绪和感觉的意识，包括你正在经历的双相情感障碍症状。在管理双相情感障碍或躁郁症时，正念可以帮助你识别情绪变化的早期预警信号，并以更有目的和成效的方式做出反应。例如，如果你意识到快速思考、躁动和精神运动躁动（可能源于躁动或漫无目的的运动，看起来坐立不安、脚颤抖或踱步）的增加，你会发现更容易注意到轻躁症的早期迹象，这会让你采取一些简单的策略，比如优先考虑睡眠和避免影响情绪的物质，来防止情绪进一步高涨。

整体健康策略

正念是一种健康工具

正念现在被用于治疗焦虑、抑郁、疼痛管理、压力和健康。戴维森等人的研究甚至表明正念可以提高免疫功能。因此，考虑使用正念，不仅可以促进你的心理健康，还可以促进你的身体健康。试着建立一个定期的专注练习，每天 10 到 15 分钟，作为你日常自我护理的一部分。

- ◉ 注意呼吸
- ◉ 注意看
- ◉ 行走冥想
- ◉ 考虑到升值
- ◉ 用心沉浸（通过日常活动沉浸在当下）

你可以使用本章中包含的策略进行定期的正念练习，你的身体健康和精神状态将会受益。

"活在当下"的意识还可以帮助你应对易怒、抑郁和冲动等情绪，有利于减轻对过去的沉思和对未来的担忧所带来的痛苦。活在当下能让你认清此时此地正在发生的事情，而不是陷在你的思想中，以及你现在可以采取什么行动来让你更接近你想要的生活。

"活在当下"，意味着让你意识到你实际生活的那一刻，而不是去评判你的经历是好是坏、是对是错。这意味着无论是在快乐的时刻还是在困难的时刻，你都要带着好奇心和开放性去参与你的生活。

下面的练习将帮助你提高专注力。当你完成这些练习时，记下哪些是你最喜欢的，哪些是你可能想要经常做的练习，可作为你日常生活计划的一部分。

用心饮食

我们每天会多次进食，而正念饮食让我们意识到这一日常活动。当你准备并参与进食时，充分调动你的五种感官——视觉、听觉、嗅觉、触觉和味觉。下面是一个脚本，帮助指导你通过一种方式进行这种实践。

◉ 注意你所看到的，当你坐在食物面前时，对自己描述它。

◉ 接下来，把你的注意力放在你移动食物时听到的声音上。如果你的盘子上有一个小物体，把耳朵靠近它，注意当你改变它的位置时产生的任何声音。记住，你的思想可能会走神。如果你发现这种情况，请承认这种想法，并把自己带回声音的感觉。

◉ 接下来，取少量的食物，用你的鼻子闻，注意食物的香味。当体验到气味时，你可能还会注意到你的嘴或胃的变化。

◉ 接下来，把第一口食物放进嘴里，不要急着吞咽。注意食物在嘴里时感觉上的变化。舌头上有食物是什么感觉？你能注意到什么质地和温度？注意食物的味道。你在身体的什么地方感受这些感觉？

◉ 在吞咽之前，记住准备吞咽时的感觉。允许自己吞咽，并注意到你的嘴、喉咙和胃的感觉的变化。当你继续吃的时候，记住所有正在发生的感觉。当然，当你走神的时候——正念会慢慢地把你的注意力重新拉回到你此时此刻吃东西时发生的感觉上。

价值观和与之相符的行动

价值观和与之相符的行动也是接受和承诺疗法的核心流程之一。在接受和承诺疗法中，"价值"被定义为我们最珍惜的，并希望在生活中看到更多的东西。价值观是人们生活的原则，它因人而异，可以是家庭、健身、职业成长，这取决于你关心什么，想优先考虑什么。"与之相符的行动"是一个相关的概念，专注于使你的行动与对你来说最重要的事情相一致——换句话说，就是你的价值观。接受和承诺疗法指导我们选择使我们更接近自己的价值观的行动，这是过上有意义的健康生活的重要组成部分。

整体健康策略

价值驱动的健康目标

你的身体健康会极大地影响你的精神健康，反之亦然。如果你感到抑郁，你可能不会起床锻炼，可能会吃更多不健康的食物，这两种情况都会对你的身体健康产生负面影响。同样，如果你不运动还酗酒，可能会加重你的情绪症状。同样重要的是要注意，针对不同的情绪状态，你可以把更具体的价值作为基础的健康目标。例如，如果你情绪低落，就多做有氧运动。如果你注意到轻度躁狂的症状，做一些平静的运动可能会更有帮助，比如瑜伽。针对你的身体健康，设定基于价值的目标，是构建情绪管理工具的重要部分。

想想你这周可以设定的各种健康目标，并且要明确。

睡眠：＿＿＿＿＿＿＿＿＿＿＿＿＿＿＿＿＿

（例如：本周，我将在 21：30 以前上床睡觉。）

锻炼：＿＿＿＿＿＿＿＿＿＿＿＿＿＿＿＿＿

（例如：我一周做三次瑜伽。）

营养：＿＿＿＿＿＿＿＿＿＿＿＿＿＿＿＿＿

（例如：我将每天吃三顿健康的饭菜。）

酒精和药物使用＿＿＿＿＿＿＿＿＿＿＿＿＿＿＿

（例如：这周我只喝一杯酒。）

其他：＿＿＿＿＿＿＿＿＿＿＿＿＿＿＿＿＿＿＿

　　按照我们的价值观行事，听起来相当直接，也是大多数人渴望做的事。但接受和承诺疗法让我们意识到，有时，按照我们的价值观行事可能是具有挑战性或令人不安的。例如，如果你的价值观之一是健康，而你正在通过定期锻炼来实现这一价值观，那么当你去健身房时，你可能会有不舒服的经历。比如，你可能会对自己目前的健康水平感到焦虑，或者担心健身房里的其他人议论你。这些不愉快的想法和感觉会影响你的行为，你可能会开始回避健身房和与之相关的焦虑想法。但是，在逃避健身房的同时，你也在背离你的"健康"价值。从长远来看，比起逃避在短期内带来的好处，实际上，你付出了更大的代价。坚定的行动意味着即使在不舒服的情况下，也要按照我们的价值观行事。即使感到焦虑，也要坚持去健身房锻炼。

 练 习

确定你的价值观和承诺的行动

这个练习将帮助你确定对你来说最重要的价值观，然后根据你的价值观创建承诺的行动目标。

请在每个价值观旁边放置数字1、2或3（1表示对你来说不重要，2表示重要，3表示极其重要）。

关注对你来说最重要的东西，而不是你认为你的朋友、家人或同事可能会选择的东西。

——团体	——爱	——平衡	——正义
——友谊	——尊重	——决心	——快乐
——领导力	——真实性	——诚实	——灵性

——信仰	——权威	——乐观	——挑战
——成就	——创造力	——自尊	——名声
——同情心	——幸福感	——美	——善良
——胜任力	——忠诚	——公平	——流行
——乐趣	——责任	——幽默	——稳定
——学习能力	——自主权	——和平	——家庭
——成长	——好奇心	——服务	——知识
——冒险	——健康	——勇气	——目标
——贡献	——开放	——安全	——财富

在确定哪些价值观对你来说是最重要的（那些你评价为 3 的价值观）之后，选择 10 个你最想努力实现的。

现在，在下表中，将你当前的行为与每个价值观的一致程度按 1 到 10 来打分（1 表示你的行为与该价值观完全不符，10 表示你的行为完全符合该价值观）。

	价值观	你的生活状态与价值观的 符合程度（1 到 10）	为贴近自己的价值观， 本周将采取的行动
1			
2			
3			
4			
5			
6			
7			
8			
9			
10			

接下来，在你发现你目前的行为不支持的价值观中，选择最重要的 3 个，改变目标。本周你能做些什么，让你更接近这些价值观呢？例如，如果你的价值观之一是"友谊"，你可能会决定本周和几个朋友联系，并制订计划。当你完成这个练习中的步骤时，你已经为

改变创建了一个定制的行动计划。

认知解离

在我们对认知行为疗法的讨论中，我们谈到了识别无用的想法，并用更有用的想法取代它们，使用一种被称为"认知重构"的技术。接受和承诺疗法帮助我们以一种新的方式处理无用的想法，即通过一个"认知解离"的过程摆脱无用的想法。

有问题的想法难以改变和"修复"，甚至难以被注意到的原因之一是，我们的想法反映了现实。换句话说，我们的思想以事实的形式呈现出来。接受和承诺疗法让我们明白：思想不是事实，它们只是我们对事件的心理解释。思想会受我们的动机、情绪状态和个人经历影响。

我们的想法，尤其是那些不准确或无用的想法，会给我们带来麻烦。如果我们把它们当作事实来对待的

话，举一个简单的例子，一个孩子的父母告诉他，他
是胖乎乎的。因此，他在成长过程中经常会想："我很
胖。"当他成年时，他已经完全认同自己很胖这一想法。
作为一个成年人，他认为自己是一个很胖的人，而不是
一个有"我很胖"这种想法的人。这种"我很胖"的想
法甚至可以在他疯狂节食到不健康的瘦弱水平后继续存
在。在接受和承诺疗法中，这种对想法的过度认同被称
为"认知融合"。

"认知解离"能帮助你更客观地看待你的想法，把
它们看作头脑的创造，而不是固定的外部现实。当我们
不再与自己的想法融合在一起时，我们就可以打破对它
们自动做出反应的模式，而不用停下来考虑它们是否准
确或有用。

消除焦虑可以帮助我们改变与思维的关系，让我们
从特别痛苦、不准确或无用的想法中解脱出来。它允许
我们退后一步，从一定距离观察思想，就如同它们像溪
流上的树叶一样漂过。

一种简单的化解方法是重新定义一个有问题的
想法。例如，一个经历抑郁发作的人常有这样的想
法："我下不了床。"为了减少这种想法对你行为的影
响，你可以重新定义这个想法，"我有个想法，我下不
了床"或"我注意到我有个想法，我下不了床"。随着
时间的推移，这种认知解离将使你更容易站在地板上，
尽管你曾经认为你做不到。尝试下面的练习，学会"认
知解离"。

练 习

认知解离

从一个可能有点儿棘手的想法开始——一个可能
会妨碍你做一些对你的身体或心理健康有帮助的
事情的想法——并写在下面。

例如：没有人会喜欢我。

_____

_____

_____

_____

现在试着写下并大声说出来："我有这样的想法……"

（例如：我觉得没有人会喜欢我。）

_____

_____

_____

_____

现在试着写下并大声说出来："我注意到我在想……"

（例如：我注意到我在想，没有人会喜欢我。）

_____

_____

_____

_____

现在试着通过注意你自己、注意你正在有这个想法来进一步消除这个想法。

（例如：我注意到我在想没有人会喜欢我。）

_____

_____

_____

_____

这个过程是怎么改变你与思想的关系的？它看起来真有那么强大吗？你认为抵制这种难以摆脱的想法会更容易吗？

_____

_____

_____

_____

认知行为疗法与接受和承诺疗法的"认知解离"练习可以帮助你减轻整体压力。在你学习的过程中，你如何解释你的想法会影响你如何体验它们。例如，如果你有这样的想法，"我永远完成不了这个工作任务"或"我做不好这件事"，而你相信这个想法是事实，那么当你想完成这个工作任务或想做好某件事时，你会感受到更多的压力。但如果使用消除压力和认知重构技术，你会感受到更少的压力、感到更自信。练习这些技巧的次数越多，你就越能更好地应对压力与双相情感障碍和躁郁症的症状。

》| 要点与后续步骤

在本章中，我们探讨了三种类型的治疗方法，可以帮助你更好地应对双相情感障碍。我们考虑了思想、情绪和行为之间的关系，并从认知行为疗法中探索了一些可以用来处理抑郁症和轻躁症的技术。我们简要地考虑了一些可能对你的干预计划有用的药物，还花了相当多的时间探索接受和承诺疗法中的一些观点（接受、价值观和承诺的行动，以及"认知解离"）。你可以通过实践，看看这些工具是否对你有所帮助，并给它们打分。

为这些工具打分

工具	现在的有用程度（0到5）	想要了解更多内容（0到5）	阅读资料来源
认知重构			
正念			
接受			
承诺行为			
认知解离			

Chapter 3

找到你的基准线：你现在怎么样？

有效制订一个应对双相情感障碍的计划，先要对你在生活中所有重要领域的功能进行一次评估。我们坚信，清楚地知道自己的起点是成功改变的良好开端。虽然这样说，但自我评估往往非常困难。

你可能认为你对自己的情绪非常了解，或者你已经厌倦了思考双相情感障碍对自己生活的影响。我们理解你的感受，然而，我们也知道，想要为自己建立新的生活，深思熟虑的自我评估是必不可少的。卡尔·罗杰斯是一位深受人们喜爱的作家，也是一位睿智的心理学家。他多年前就告诉我们，如果你想要改变，就必须了解并接受你的出发点。一旦你真正认可了你现在所处的位置，改变就会自然而然地发生。在前一章中，我们谈到了接受，这是一个重要概念，在你恢复健康的过程中，它将在许多方面发挥作用。

总体功能

世界卫生组织编制了一套问卷，用来评估生活中各个重要领域的功能，并测评健康状况对这些功能的影响。我们将用这些问题作为一个框架来看一看你现在做得如何。

认知功能

即使是经验丰富的精神病学家也可能没有意识到双相情感障碍和躁郁症对人的认知功能的深远影响。就在最近，我们在查阅一位同事的病案时，发现这位同事曾与机动车辆管理局联系过，因为他管理的患者在一项标准的认知记忆测试中显示功能受损。然而两个月后，当患者不再有双相情感障碍的临床症状时，他的认知功能恢复正常。一般人对双相情感障碍症状缺乏全面的专业认知，而这对我们同事管理的患者产生了深远的影响，患者失去了驾驶资格，我们这位同事不得不花几个月的时间说服机动车辆管理局：患者在没有双相情感障碍临床症状的情况下真的可以开车。在我们的临床中，我们已经开始进行例行神经认知测试，这样我们就可以向我们的患者展示他们的情绪对认知功能产生了怎样的影响。

在认知功能测试中，抑郁症患者往往会说，他们无法想起测试问题的答案。他们还失去了同时处理多项任务和集中注意力的能力。在这样的测试中，他们给出了很多"我不知道"的答案。他们甚至可能担心自己出现了痴呆症状。

不仅仅是抑郁症会影响认知功能。轻躁也会对人的认知功能造成影响，但这些影响很难发现。不像抑郁症患者那样会回答"我不知道"或"我不记得了",轻躁患者不仅会回答问题,而且即使他们不知道答案,在回答问题时,他们也无法意识到自己在乱猜。

认知功能自我评估

以下是一些关于你当前的认知功能的问题。

阅读每个问题,然后根据你感觉到自身症状在该项目上对你的影响程度,从 1 到 5 为每个问题分配一个数字:1 为重度受损,3 为轻度受损,5 为未受损,2 介于重度受损和轻度受损之间,4 介于轻度受损和未受损之间。

——你专注于一项任务 10 分钟有多难?例如,你能不分心地读完一本书中的某一个章节吗?

——你是否很难记住重要的事情？患有抑郁症的人经常担心他们的记忆，而使他们健忘的实际上是焦虑。轻躁患者会忘记重要的事情，但并没有该有的担心。

——你分析问题和找到解决方案的难度有多大？如果你感到抑郁，你很可能会陷入对细节的纠结中。轻躁会导致给出的答案没有考虑所有的重要因素。

——学习新技能对你来说很难吗？这对于许多抑郁或焦虑发作的人来说是一个问题。

——你在理解别人说话方面有困难吗？同样，抑郁会妨碍理解，因为你会由于过于忧虑而无法真正关注对方在说什么。如果你是轻躁发作，对于对方说的话，你会因为难以保持足够的专注时间而无法理解，你可能会认为你知道他们会说什么，但没有真正倾听细节。

——你在与他人沟通时有多困难？如果感到抑郁，

你会发现组织语言很困难，可能会仅用一个词来回答复杂的问题。如果轻躁发作，你可能很难放慢你的思维，以致无法有效沟通。你可能会从一个想法跳到另一个想法，但很难把这些想法表达出来。

计算你的总分：

分值	意味着你感觉自己……
6 ~ 12	严重的认知障碍
13 ~ 18	中度认知障碍
19 ~ 24	轻度认知障碍
25 ~ 30	轻微的认知障碍

工作期限

上面讲到的这些认知困难使人难以正常工作，原因很容易发现。许多双相情感障碍患者富于创造力和智慧，但在工作环境中的表现很不稳定。他们会发现自己很难应对日常工作的压力。或者，他们可以在情绪周期的某一段时间出色地完成工作，但在另一段时间则完全无法完成工作任务。因此，双相情感障碍患者期盼有一个需要他们持续表现如一的工作环境，进而找到自己的工作方式。例如，签订任务合同，这让他们可以自行设定时间表。或者，找一个能理解慢性病患者有时可能没有那么成功或高效的雇主。如果患者发现不工作或缩短工作时间对他们来说是最好的，那也是可以接受的。

下面的问题针对的是那些每周在工作环境中度过一段时间的人，如果你没有工作，也可以根据你的学习目标（学业成就）和其他个人发展目标（志愿工作）来做这个练习。

我们还是用和以前一样的评级方法来评估你在工作中的整体功能水平：1 表示重度受损，3 表示轻度受损，5 表示未受损，2 介于重度受损和轻度受损之间，4 介于轻度受损和未受损之间。在做这个练习时，依据的不是外在的成功标准，而是你自己的价值观和目标。

——你在实现教育目标方面遇到的困难有多大？在获得学位之前，你是否有不得不退出某个教育项目或学校的经历？你曾经有过不得不参加培训项目的经历吗？

——你在实现职业目标时遇到的困难有多大？你是否曾因双相情感障碍而不得不离职？你是否曾因难以承受压力而换了一份薪水较低或不那么满意的工作？你是否很难找到一个令你满意的能满足你个人目标和需求的志愿者岗位？

——你在工作或职业关系中经历的困难有多大？你是否发现很难与同事、老板、客户建立并保持良好的关系？

计算你的总分：

分值	意味着你感觉自己……
3 ~ 5	重度受损
6 ~ 9	中度受损
10 ~ 12	轻度受损
13 及以上	轻微受损

自我照管

你能照顾好自己吗？日常习惯对双相情感障碍患者来说非常重要。规律的睡眠对情绪的稳定起着关键作用，但保持规律的睡眠常常是一个挑战。饮食和锻炼在增强情绪的稳定性方面也能发挥作用。"自我"还意味着你能通过积极处理健康问题来保持整体健康，而不是将问题拖延到不得不进行治疗的程度。

以下是一些关于你目前的自我照管水平的问题。阅读每个问题，然后根据你感觉你的症状在该领域对你的影响程度，从1到5为每个问题打分。评分标准：1为重度受损，3为轻度受损，5为未受损，2介于重度受损和轻度受损之间，4介于轻度受损和未受损之间。

——你在满足自己的基本需求方面有多大困难？你
感觉洗澡困难吗？对于许多抑郁症发作的人来
说，这些简单的任务也变得难以承受，感觉自
己不可能完成。

——你在做基本的家务、洗衣服、购物和准备食物
方面有多大困难？同样，抑郁症往往对这些方
面的功能有很大的影响。保持房间整洁，甚至
定期铺床，都能极大地改善情绪，也能减少
焦虑。

——你是否保持了与你的工作时间表相符、能满足
睡眠需求的规律的睡眠时间？患有双相情感障
碍的人经常熬夜到很晚。这种睡眠模式虽然是
自然、正常的，但可能会导致情绪健康状况
变差。

——你的日常饮食怎么样？健康的饮食会让你拥有

强壮的身体和更多的自然能量储备，但是很多双相情感障碍患者会发现他们的饮食中含有过多的糖和简单的碳水化合物，比如精制面粉。如果你不是素食主义者，请每周至少吃两次鱼，多吃新鲜水果和蔬菜，也可以提升情绪的稳定性。

——双相情感障碍患者往往有更多的身体健康问题，但他们说服自己去看医生也很困难。你对自己的医疗保健需求问题处理得如何？有主治医生吗？在去看医生这件事上，你是否一直在拖延？

计算你的总分：

分值	意味着你感觉自己……
5 ~ 10	重度受损
11 ~ 15	中度受损
16 ~ 20	轻度受损
21 ~ 25	轻微受损

亲密关系

亲密关系经常因情绪的起伏而变得紧张。我们的伴侣经常能看到我们可能没有留意到的情况，可以将他们的观察结果作为情绪失稳的早期预警系统。在我们的诊所里，很少有轻躁患者是自己主动寻求治疗的，一般是在伴侣的鼓励下才来就医的。虽然大多数双相情感障碍或躁狂症患者发现抑郁比轻躁更令人烦恼，但亲密伴侣往往更容易受到轻躁的挑战。轻躁造成的冲动决策、自我关注、冒险行为和精神亢奋，都让患者的伴侣感到疲惫不堪。

你和你亲近的人相处有多么困难？双相情感障碍或躁狂症曾导致你的人际关系紧张吗？你是否曾经因情绪波动或其他症状而结束过一段恋情，至少在一定程度上是因为这个原因？

还是用和之前相同的评级方法来评估你在亲密关系中的整体功能：1 表示重度受损，3 表示轻度受损，5 表

示未受损，2介于重度受损和轻度受损之间，4介于轻
度受损和未受损之间。

——你的情绪起伏给你的亲密关系造成了多大的困
扰？伴侣是否不支持你？你的情绪症状引发过
和伴侣的争吵吗？

——你在维持亲密关系方面遇到过多少麻烦？曾因
双相情感障碍而结束过恋爱关系吗？

——你在发展亲密关系时遇到了多少麻烦？你觉得
认识新朋友很困难吗？你是否曾经与一个不合
适的人建立过亲密关系？

——当需要的时候，你能从亲密关系中得到支持
吗？你是否能够和伴侣谈论你自己的恐惧、情
绪症状等？

——总的来说，随着时间的推移，你对自己的亲密
关系质量的满意度有多高？

计算你的总分：

分值	意味着你感觉自己……
5 ~ 9	重度受损
10 ~ 15	中度受损
16 ~ 20	轻度受损
21 ~ 25	轻微受损

家庭关系

家庭关系也经常因情绪的起伏而受到破坏。家庭成员往往无法理解双相情感障碍Ⅱ型或躁郁症的诊断。他们可能认为诊断并不准确，因为他们从未见过患者有任何躁狂行为。他们也不知道相对温和的情绪波动也可能导致功能损伤。

花点儿时间反思一下：你的家庭关系是否紧张？你的家人对你的诊断结果有误解吗？

给你的家庭关系的整体功能水平打分：1 表示重度

受损，3表示轻度受损，5表示未受损，2介于重度受损和轻度受损之间，4介于轻度受损和未受损之间。

——你的情绪起伏对你的家庭关系造成了多大影响？家庭成员能否为你提供支持？你们有没有因情绪症状而争吵过？

——你在维持家庭关系方面有困难吗？是否有家庭关系因双相情感障碍而疏远或结束的情况？

——当你需要帮助的时候，你能从家人那里得到支持吗？你有没有可以倾诉你个人的恐惧、情绪症状等情况的对象？

——总的来说，随着时间的推移，你对家庭关系的质量满意度如何？

计算你的总分：

分值	意味着你感觉自己……
4 ~ 7	重度受损
8 ~ 12	中度受损
13 ~ 16	轻度受损
17 及以上	轻微受损

情绪记录

对很多人来说，很难清楚地了解自己的情绪是如何随时间变化的。只有通过跟踪我们的情绪，才能看到是什么影响了我们的情绪，以及我们如何才能更好地实现情绪稳定。每天以一种反思和非评判性的方式舒服地思考自己的情绪问题，是获得健康生活的基础。

"情绪记录"是一种跟踪情绪波动的方法。目前有许多可用的在线解决方案。不过，当你选择做情绪记录时，建议你考虑以下因素：

◉ 越简单越好。其中的要点包括跟踪睡眠、情绪和重要事件，如果你想养成长期的习惯，每天只花几分钟进行情绪记录就足够了。

⦿ 在记录分享和记录保密的需要之间取得平衡。理想情况下，你应该将你的记录与你的治疗师或精神科医生分享，但你应该相信这些信息不会被进一步扩散。还请认真思考一下免费的智能手机应用程序的问题，你是否可以相信它们的信息安全性。

⦿ 设置一个每日闹钟，并承诺在闹钟响起的时候，做好你的情绪记录。或者，如果你的生活太复杂，让你无法在每天同一时间做这件事，那就设置两个闹钟提醒。如果你在第一个闹钟响的时候做不到，就推迟到第二个闹钟响的时候做。

⦿ 对自己的坚持给予适当的奖励。

社交生活

友谊和强大的支持网络是每个人心理健康的重要基础，但这些关系也会受到双相情感障碍的影响。如果在一段关系中，相对于平等参与，更倾向于照顾双相情感障碍或周期性情绪障碍患者，那么你的抑郁症对朋友来说可能是一种负担。患有双相情感障碍的朋友是不是消失在朋友圈（例如，当他们变得抑郁时），可能会导致朋友间关系紧张甚至关系结束。无论如何，维持一个支持网络和健康的友谊都需要你付出额外的努力。

思考一下你在维持良好的社交网络方面做得如何。你可以和一些人谈论诸如抑郁和绝望感这样艰难的话题吗？你曾为巩固友谊而努力，并确保友谊中存在健康的互谅互让吗？友谊问题，是你想要在生活中提升的领域吗？

给你在社交生活中的整体功能水平打分：1 表示重

度受损，3 表示轻度受损，5 表示未受损，2 介于重度
受损和轻度受损之间，4 介于轻度受损和未受损之间。

——你的情绪起伏对你的友谊和其他社会关系造成
了多大困难？朋友们能不能为你提供支持？你
们有没有因情绪症状而争吵过？

——你在维持友谊和其他社会关系方面遇到过困难
吗？双相情感障碍是否曾导致你的社会关系疏
远或结束？

——当你需要帮助的时候，你能从你的社会关系中
得到支持吗？你有没有可以让你倾诉恐惧和其
他情绪症状的人？

——总的来说，随着时间的推移，你对你的友谊和
其他社会关系的质量满意度如何？

计算你的总分：

分值	意味着你感觉自己……
4 ~ 7	重度受损
8 ~ 12	中度受损
13 ~ 16	轻度受损
17 及以上	轻微受损

》┃康复阶段

詹姆斯·普罗查斯卡和卡洛·迪克莱蒙特在1983年提出了一种被称为"改变阶段模型"的工具，可以用来帮助你思考自己处在康复过程中的哪个阶段。它已经成为许多心理健康专业人士评价患者在药物使用障碍中的恢复情况的方法，而且对各种挑战都很有用，也包括双相情感障碍Ⅱ型和躁郁症。该模型将解决问题的过程分为几个阶段，这可以帮助你思考在每个阶段应该做些什么。

我们对"改变阶段模型"进行了微调，使其更适合处理双相情感障碍Ⅱ型和躁郁症形成的独特挑战。

第一阶段：前意向阶段

在前意向阶段，你不会想到双相情感障碍。当然，这肯定不是你，否则你也不会阅读本书，因为双相情感障碍对你来说无关紧要。你周围的人可能会对你的情绪波动表示担忧，但你非常确定你的情绪起伏与双相情感障碍无关。你可能会对双相情感障碍的概念产生抵触，因为不理解它的定义，你可能会担心这样的诊断结果意味着你"疯了"。你可能会放任自己的情绪波动，因绝望而故意避免提及它们。或者，你可能会将这种情绪波动解释为自己对事件的反应，认为其他人如果面对同样的挑战，也不会有什么区别。

无论你的情况如何，下一步都是提高警觉性，并开始考虑你的情绪不稳定是一个问题，而且有解决的办法。

对于你周围的人来说，挑战在于要理解前思考阶段是处理任何新的严重问题的过程中的一个正常部分。

第二阶段：意向阶段

当你第一次开始考虑你可能患有双相情感障碍或躁郁症时，你就进入了意向阶段。在这个阶段，大多数人会彷徨失措，不知道该做些什么。他们还没有做好改变的准备，觉得有必要收集更多关于这种疾病及治疗方法的信息。如果你正在看这本书，你可能现在就处在这一节点上。不过，你可能还不太确信本书是否对你有用，或者你不确定以这种方式去思考你的情绪波动会产生好的效果。这一阶段的主要任务是收集信息。

在意向阶段的人会从思考与变化相关的损失（"如果我说我是双相情感障碍患者，这意味着我将不得不在我的余生服用药物"或"如果我说我是双相情感障碍患者，人们会认为我疯了"）转为思考与变化相关的收益。

当你开始认为如果在应对情绪波动方面得到帮助，可能会过上更好的生活时（"如果我在双相情感障碍方面得到帮助，我的人际关系会更好"或"也许我将不必再经历抑郁期的痛苦"），你就已经准备好进入计划阶段。

第三阶段：计划阶段

在计划阶段，你已经接受了你有情绪波动的问题，并决心做出改变，同时还开始去了解哪些方法能够帮助你处理这一问题。这是一个重要的阶段，如果你想有效应对双相情感障碍或躁郁症带来的挑战，你需要花一些时间来思考你的计划。本书介绍的方法能为你提供帮助。

第四阶段：行动阶段——解决危机

一旦你有了计划，你就进入了行动阶段。你可以与治疗师或精神科医生取得联系。对许多人来说，与治疗师或精神科医生取得联系是因为遇到了危机事件。出现危机事件的原因，也许是非常严重的抑郁症。当然，也可能是伴侣或家庭成员的坚持让你得到了帮助。如果你遇到了危机，必须去做的第一件事就是解决危机。如果你感到抑郁并有自杀倾向，你需要得到帮助，这样就不会感到孤独和不堪重负。

在危机中，你很难做到清楚地考虑长期计划。此时，你应该集中精力寻找正确的支持。比如，找一个好的精神科医生或治疗双相情感障碍的专家。

整体健康策略

健康的饮食计划

双相情感障碍Ⅱ型或躁郁症患者能否正常地生活，健康饮食是一个很重要的因素。你要确保能够获得保持大脑健康的所有营养，许多抑郁症患者发现自己爱吃富含高碳水化合物的食物（如糖果、白面包、意大利通心粉等）。不幸的是，放纵这一饮食爱好，会产生一个恶性循环，可能会导致体重逐渐增加和慢性低水平炎症。

经研究，对双相情感障碍患者最有效的饮食是"地中海饮食"。"地中海饮食"的基础是居住在希腊、意大利和地中海岛屿的农村居民的传统饮食，它富含橄榄油、新鲜水果、蔬菜、坚果、鱼和豆类，几乎没有苏打水、可涂抹脂肪（如人造黄油和蛋黄酱）、红肉和甜食（包括很甜的烘焙食品和糖果）。

你可以用下面这张表来记录你的饮食习惯（你可以把这张表复印一份，记录接下来几周的饮食情况）。

每天，你应该吃4汤匙橄榄油、3份新鲜水果、2份蔬菜。每周，请试着吃3份坚果、3份鱼、3份豆类、2份索弗里托番茄酱（随时可以用其他番茄酱代替）。

健康饮食计划表

	周一	周二	周三	周四	周五	周六	周日
橄榄油：每日4汤匙							
新鲜水果：每日3份							
蔬菜：每日2份							
坚果：每周3份							
鱼类：每周3份							
豆类：每周3份							
索弗里托番茄酱：每周2份							
苏打水：每日少于1瓶							
可涂抹脂肪：每日少于1份							
红肉和加工肉类：每日少于1份							
甜食：每周少于3份							

第五阶段：行动阶段——建立基础

大多数患有双相情感障碍或躁郁症的人都曾因情绪波动遭受过一些损失。他们可能不得不放弃一些工作机会，或者失去了人际关系或友谊。人们很容易将注意力集中在这些损失上，并希望找到一种方法来弥补它们。但是，开始建立情绪稳定的基础更为重要。

让我们看看下面这个例子：

约翰是一个非常聪明的年轻人，在一家新成立的电脑公司做软件工程师。一年又一年，他总是重复着一种循环：找到一份新工作，全身心地投入成功的事业中。他的薪酬水平不错，并且股票期权的潜在回报让他有希望弥补前几年在工作上的收入不足。不幸的是，他每次都会陷入抑郁和伴随而来的酗酒问题，然后很快就必须另找一份工作。

"速战速决"的诱惑对躁郁症患者来说是一个持续的挑战。具体到约翰，为康复打下基础，意味着他得接受酗酒是一个问题，而不是解决办法的事实，并努力戒酒。这也意味着他要认识到，通宵玩电子游戏，然后第二天去上班，他的身体无法承受这种生活方式。他需要形成一个更有规律的睡眠周期，并在娱乐和工作之间找到一种平衡。他不必放弃激情和创造力，但必须找到一种可持续的平衡。

在一位优秀治疗师的大力支持下，他花了一年的时间才完成这些改变。在这个过程中，他建立了一个坚实的基础，让他在工作中获得了成功。有了这个基础，他的天赋帮助他弥补了早些年的损失。

本书可以帮助你为自己的健康习惯建立一个坚实的基础，让你保持情绪稳定，从而为以后的成功铺平道路。

第六阶段：行动阶段——幸福生活

身处情绪紊乱导致的混乱中，患者只能看到短暂的稳定和之后的另一场危机，而很难看到希望。我们很荣幸能帮助许多人从建立基础开始，最后获得幸福的生活。"生活幸福"并不是意味着没有情绪起伏，而是意味着情绪起伏不会威胁到人际关系、事业或其他对你来说很重要的生活目标。

　　对很多人来说，这意味着能够充分利用他们的创造力和激情。这是完成了我们在本书中所提及的练习后，他们得到的奖励。

微恙与复发

　　无论你是否处于康复过程中，认识到复发的可能性总是明智的（请注意，在"改变阶段模型"的术语中，复发被称为"微恙"，而不是"复发"）。在后面的章节中，我们将讨论如何制订危机计划。这个计划的目标是确保任何复发都是短暂的，不会破坏你已经建立的基础。有一个强有力的危机计划，并清楚地发出警示信号，可以帮助你渡过难关。但要想取得长期的成功，对情绪波动始终保持一定程度的敏感性或警惕性，则是必须付出的代价。

找到你的基准线

当你身心健康时是什么样子的？对一些双相情感障碍患者来说，这个问题似乎无法回答，因为他们一生都在与情绪波动做斗争。但是很多人都经历过病情稳定的时期，记住你在那段时间的状态是很有帮助的。当你思考这个问题时，你的注意力应该集中在一个稳定的时期，而不是一个不同寻常的辉煌和成功的时期，因为当时你可能处在轻躁发作期。把注意力集中在你能维持良好的友谊和人际关系的时期，并试着在你的脑海中勾画出那个时期的画面。现在描述一下那个时期："当我身心健康的时候，我……"

_____

_____

_____

_____

_____

_____

_____

》| 五年计划

既然你已经对从哪里开始康复的过程进行了思考，在我们继续讨论患有双相情感障碍和躁郁症的情况下如何幸福生活之前，展望一下前景是很有必要的。现在你是什么样子？如果你在本书的帮助下实施了你制订的计划，你希望五年后你的生活是什么样子？

在你填写完下表第一列之后，再分别填写一个月（目的是尽早开始这个过程，并让这个目标容易实现）、一年、两年、五年以后的目标。

	现在	一个月	一年	两年	五年
身体健康					
心理健康					
精神					
社交					
家庭					
想象力					
专业					
金融					
住房					

》| 要点与后续步骤

在本章中，我们关注了一项很有挑战性的重要工作——评估你现在的情况。如果你已经完成了这些练习，请对自己大声说一句："祝贺你！"因为这是一项很困难的工作。

我们还介绍了如何将"改变阶段模型"应用于双相情感障碍的康复过程。在这个过程的每个阶段，都有重要的任务要完成，包括更多地了解双相情感障碍、制订改变计划、开始实施改变等。

我们讨论了情绪记录的重要性，你将在本书中多次看到这个概念。

在我们深入探讨应对双相情感障碍 II 型和躁郁症的技术细节之前，让我们花一点儿时间来复习一下你在这一章中学到的最重要的东西。

你希望改善哪些关键的功能领域？从 0（对你来说最不重要）到 5（对你来说最重要）打分。

- 认知功能
- 工作和学习
- 自我保健
- 亲密关系
- 家庭关系
- 社会支持和友谊

下个月你将采取什么步骤作为实施你的五年计划的开端？

_____

_____

_____

_____

_____

_____

_____

_____

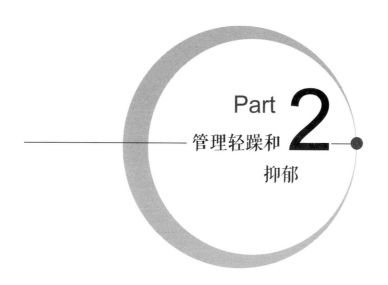

Part 2

管理轻躁和
抑郁

在本书第二部分中，我们将讨论一些管理在高能
量状态（如轻度躁狂发作）下的常见症状的策略。虽
然出现轻躁可能是抑郁好转的迹象，但它也有一定的
风险，而且是患者的伴侣们最难应对的情绪状态。使
用这一部分提供的策略来管理高能量状态，将会使其
负面影响最小化。

Chapter 4

轻躁发作

关于轻躁发作最具挑战性的事情之一是，人们通常喜欢这种经历——至少一开始是这样的。其早期症状包括亢奋、自大和快速思维，可能会是一阵令人愉悦的激动情绪。但正如你已经知道的，它也有缺点，如易怒、躁动和冲动。如果你意识到自己正陷入一种高能量的情绪状态，那么，请集中精力进行行为干预，帮助你稳定情绪，以减少冲动或冒险行为的风险。

在本章中，你会学到几种策略，分别可以在特定情况中使用。尽管如此，你还是需要关注一些对于管理轻躁特别重要和有效的策略：

- 睡眠优先——连续 8 小时的睡眠。

- 避免摄入咖啡因和其他会进一步让你情绪不稳的物质。

- 进行一些能让人平静下来的活动，如冥想、洗热水澡、听一些舒缓的音乐等。

- 制订一个 48 小时规则，在做出重要决定之前先等一等。

- 避免那些可能会带来更多刺激或冲突的活动。

- 考虑联系你的治疗师或药物提供者。

- 考虑使用防蓝光眼镜。

整体健康策略

防蓝光眼镜

研究表明，蓝光对大脑来说是白天的信号，它是光谱中对人的昼夜节律（生物钟）影响最强烈的部分。眼睛可以接受阳光中的蓝光，也会接受电子设备发出的蓝

光。电视显示器、智能手机、电脑屏幕等夜间灯光都充
满了蓝光，防蓝光眼镜会阻挡蓝光进入眼睛。所以晚上
戴上这种眼镜，你就可以通过屏蔽这部分光谱和减少设
备发出的人造光的影响来缓解高能量状态的情绪症状。

》| 自大和亢奋

当你经历一种高能量状态的情绪时，通常会有一
种不同寻常的自信和幸福感——我们称这种感觉为"自
大"和"亢奋"。当你经历这些时，你会发现自己在做
选择时，会将风险最小化，你做出的决定可能只关注眼
前的快乐，而不考虑后果。

及早发现这种情绪转变是很重要的，这样可以防止
产生消极后果。例如，当你对自己在短时间内完成任务
的能力感到过于自信时，你可能会承担过多的项目，结
果发现你根本无法完成，从而对你的人际关系或职业
生涯产生负面影响。或者你可能会决定开始一项新的业

务、进行投资或大额采买，但最终被证明是行不通的。

经历过抑郁之后，你会发现伴随高能量情绪状态而来的幸福感和自信增强是一种令人愉悦的解脱。事实上，自我批评和消极想法的减少，可以将你解放出来，实现更多的成就，但过度乐观的选择下面，潜在的负面后果也很难避免。而且，对许多人来说，轻躁状态持续的时间越长、越强烈，紧随其后的抑郁程度就越深。

识别预警信号

练 习

识别自大和亢奋的迹象

下表能帮助你识别在你过去的想法和行为中，哪些与自大和亢奋有关。填写前，请确认你没有处在高能量状态。同时，考虑询问他人对你过去的行为的看法。

	过去想法的例子	过去行为的例子
自信	我比任何人都做得更好。	我一个人想改造厨房，结果把地板给弄坏了。
对娱乐的兴趣	我永远不会再有这样的机会了。	我整晚在外面玩，我的心情变得更糟了。
幽默感	他们认为我歇斯底里。	我在工作中开了一些不恰当的玩笑，收到了书面警告。
对未来过于乐观	不管怎样，一切都会解决的。	我在没有找到新工作也没有存款的情况下辞了职。
对结果的在意程度降低	我不在意他怎么想。	在没有告诉他的情况下，我拿了我室友的卡。
其他例子，如"做有风险的运动"		

练 习

思想重组

在你上面提到的想法中，哪些会导致消极的后果呢？就像我们在第二章中练习的那样，尝试使用认知行为疗法来评估和重组以下的想法。

情况（导致出现该感觉的事件）	我走进厨房，打算重新装修它。		
感情或感觉（以从 0 到 100% 评价其强度）	兴奋度 90%。		
自然的想法	我比任何人都做得更好。		
支持这一想法的证据	我是一个有创造力的人。我过去在网上自学过平面设计。		
否定这一想法的证据	我过去从未换过水管和地板。之前在我处在高能量状态时，我也做过家庭装修，结果并不好。		
替代想法	我将等待和进一步研究，看看我是否能得到有经验的人的支持，然后再采取行动。		
感情或感觉	兴奋度 45%。		

》| 思想和行为的新方法

现在，对于过去你经历自大和亢奋时产生的想法和行为，你已经有所了解。之后，当这些感觉再次出现时，你可以利用这些知识做出不同的反应。在上一个练习中，你通过思想重组，已经开始朝着这个方向努力了。

你可能会发现使用我们在前面的章节中讨论过的接受和承诺疗法工具很有用，如正念、认知解离和基于价值观的承诺行动。

例如，当你第一次意识到自大和亢奋的警告信号时，正念和认知解离是有帮助的。例如，你注意到自己在想"我可以做任何事"，然后意识到这仅仅是一个想法，而不是一个事实，使用认知解离的策略，可以避免因这个想法而做出让自己后悔的事情。

使用认知解离的策略管理轻度躁狂

试着练习你之前学过的技巧：重新定义一个想法。

现在，从找出过去你高能量状态时产生的一个无益的想法开始。

/ _____

　　试着写下（并大声说出来）："我有一个……的
想法。"

/ _____

/ _____

　　试着写下（并大声说出来）："我注意到我有一
个……的想法。"

/ _____

/ _____

　　通过注意到你自己已经注意到自己有这样的想法，
试着进一步解构这种想法："我注意到自己已经注意到
自己有一个……的想法。"

/ _____

/ _____

/ _____

　　还有一种认知解离的方法是给想法二次命名。例如，"我可以做任何事"的想法可以通过二次命名来化解——"这就是自大"或"自大的人就是这样"。对于易怒、沮丧和焦虑等情绪，也可以这样操作。可以从你之前提到的想法中，选一个写在下面。

想法：

_____

_____

你会如何对这个想法二次命名：

_____

你在"思想重组"的练习中曾列出一些过去的行为，这些行为方式与你的价值观并不一致。花点儿时间来回想这些行为，并思考一下如何在情绪循环变化时将行为偏离正轨的程度降到最低。

如果你在高能量状态或轻度躁狂时更专注于基于价值观的行动，与过去的选择相比，将会带来哪些变化呢？例如，如果你在"确定你的价值观和承诺的行动"

的练习中确定了健康和家庭是你最重要的价值观，那么，你可以采取哪些承诺行为（关注健康和家庭的行为）来强化你的情绪稳定性呢？

本章开头列举了一些处理高能量情绪状态的策略，想想其中哪些策略未来可能会对你有所帮助，然后填写下面的应对计划。

"如果我注意到下列自大或亢奋的想法或行为正在发生……"

✎ _____

✎ _____

✎ _____

✎ _____

✎ _____

"我计划采取以下应对措施……"

✎ _____

✎ _____

快速思维

"快速思维"是一种简略的表达，用来描述患者在类似轻躁发作这样的高能量状态时期出现的思维在速度、数量和多样性上的增加。当你的思维变得更快时，你可能很难跟上它们。你可能会发现你说话的速度更快了，其他人很难听懂你的话，特别是当你开始从一个想法不断跳到下一个想法时。本来轻躁发作就经常会扰乱人正常的睡眠生物钟，快速思维会进一步影响你入睡的能力。

在极端情况下，快速思维模式很难被忽视。但是，相对平和的快速思维模式就比较难以察觉。为提高你对快速思维模式的辨别能力，当你感到充满能量或正在从抑郁中恢复时，问自己以下几个问题：

- ◉ "我的想法是不是越来越多,有没有发现自己很难跟上自己的思维节奏?"

- ◉ "我是否很难集中注意力?例如,我是否很难阅读两页以上的内容,或者很难坚持看完一个电视节目?"

- ◉ "我是否在与人对话时遇到了困难,因为我在别人准备好之前就跳到了另一个想法?"

- ◉ "我是否会被我平常不会注意到的事物所吸引?颜色是不是看起来更鲜艳,声音是不是听起来更饱满,味道是不是闻起来更香?"

- ◉ "其他人是否看起来很迟钝或令人讨厌?"

- ◉ "自己是否很难说完一个句子或停留在一个主题上?"

现在花点儿时间来描述一下你之前经历过的"快速思维"发作。

过去,在出现快速思维时,你在最轻微状态下的情况是怎样的？

🖊 _____

🖊 _____

🖊 _____

🖊 _____

🖊 _____

　　过去，在出现快速思维时，你在最严重状态下的情况是怎样的？

🖊 _____

🖊 _____

🖊 _____

🖊 _____

🖊 _____

》 | 正念疗法

　　学会把注意力集中在当下，可以帮助你缓解快速思维。正念疗法可以帮助你慢下来，并带来一种平静的感觉。要注意，在高能量状态下做这些练习，可能一次超过几分钟。幸运的是，当你处在高能量状态、精力充沛时，重复做短暂的正念练习也非常有效。

正念呼吸

正念呼吸是一种非常有用的练习，请按照下面的步骤来进行简单的正念练习：

◉ 给自己找一个舒适的位置，保持坐姿。向下看，目光集中在面前几英尺的地面，或者把眼睛闭上。

◉ 静下心来，把注意力集中在呼吸上。吸气三秒钟，数一、二、三。然后，屏住呼吸 4 秒钟

（想象把空气压在下腹）。最后，呼气5秒钟，
边呼气边数秒。

◉ 重复这个动作2～3分钟。记住，你可能会走
神。当开始走神时，缓缓把注意力转回呼吸上
即可。

正念聆听音乐

现在试着专心地听音乐，选一首你熟悉又安神的歌。

◉ 让自己保持舒适的坐姿。眼睛向下看，目光集中
在面前几英尺的地面，或者把眼睛闭上。

◉ 静下心来，如果有歌词的话，可以把你的注意力
放在歌词上。

◉ 将注意力集中在歌词上1分钟左右后，再将注

意力转移到你能听出的特定乐器上。随着音乐的播放，注意力始终跟随着乐器奏出的声音。

- 接下来，让你的注意力转移到另一种乐器上。
- 在歌曲的剩余部分，继续专注于音乐的某一方面，从一种乐器切换到另一种乐器。当开始走神时，缓缓把你的注意力拉回来。

还有很多可以进行尝试的活动，如正念涂色和正念烹饪，甚至可以正念洗碗。只要你能完全专注于当下正在做的事情，任何活动都可以变成一种正念练习。

当你进行正念练习时，会自然而然地从你的快速思维模式中解脱出来，转而专注于当下的体验。

整体健康策略

渐进式肌肉放松法

研究表明，以身体为中心的锻炼能促进生理放松，并降低皮质醇水平（造成压力的荷尔蒙），而且这是一项很容易学会的运动。你所需要的只是找一个安静的地方，花 10 ～ 15 分钟时间坐着或躺着。

一次专注于身体的一个部位，从脚趾和脚开始，一直到头部。绷紧一个区域 5 秒，然后放松 10 秒。从下往上，让你的全部注意力依次集中在身体的不同区域。

- 脚和脚趾
- 腿
- 臀部
- 腹部和前胸
- 后背和肩膀

- 手
- 胳膊
- 脖子
- 嘴和下颚
- 前额和眼睛

》┃ 易怒和躁动

当你处于高能量状态或轻躁状态时，其他可能的症状还有易怒和躁动。由于轻躁通常与抑郁情绪的改善有关，易怒和躁动很容易被忽略。

易怒的主观体验是外部世界变得特别愚蠢或令人讨厌。换句话说，易怒最初的体验并不是情绪的变化。如果你突然发现自己被世界上最蠢的一群人包围，你可能需要想一想：这可能并不是因为你遭逢厄运，而是反映你的易怒发作了。

躁动可能会让你觉得不适、苦恼和不安。当躁动发作时，你可能越来越感到不安和烦躁。人们经常感觉自己无法集中注意力或静坐下来，这些症状出现的速度可能很缓慢，也可能很迅速，持续的时间也有长有短。

易怒和躁动会对你的人际关系产生深远的影响，因为它们很可能导致你与朋友或同事之间发生争执。清楚地了解这些症状在生活中的表现，可以帮助你及早发现它们。

建立对易怒和躁动的警觉

如果你认为你的易怒或躁动情绪正在上升，可以
通过回答下面的问题，进行自我测评。

☐ 我和其他人的分歧变得更多了吗？

☐ 我是否觉得其他人更烦人了？

☐ 我是否更容易感到沮丧？

☐ 我变得更自信了吗？

☐ 我是否与他人争论得更多了？

☐ 我是否有威胁他人的言行？

☐ 我是否与他人有肢体冲突？

☐ 我是否感到坐立不安或难以安静地坐着？

☐ 我是否一直紧握着拳头？

花些时间回答下面的问题，以帮助你更好地了解之
前这些症状有什么表现。

当你过去经历易怒和躁动时，你发现了什么？

/ _____

/ _____

/ _____

/ _____

症状是以什么样的速度出现的？它们持续了多长时间？

/ _____

/ _____

/ _____

/ _____

管理战略

就像你使用正念和承诺疗法来察觉其他轻躁症状，并制订一个行动计划一样，你可以使用一些练习来增加你对易怒和躁动的警觉性。通过下面的练习，看看可以利用哪些策略来帮助你提高对易怒和躁动的警觉性，以及如何减少冲动行为。

提高警觉性

在过去，哪些与易怒和躁动有关的想法或行为阻碍了你实现目标和价值观？

想法	行为	结果
我的同事是个笨蛋。	我冲我的同事大喊大叫，还骂了他。	我被开除了。

例如，如果你发现自己有"我的同事是个笨蛋"的

想法，你会倾向于冲你的同事大喊大叫。但如果你用更现实的方式重新组织你的想法，变成"我的同事犯了一个错误，但我仍然必须和他一起工作"，你就不太可能说出一些挑衅和无益的话。你也可以这样想："我有这样的想法，是因为我易怒。我该怎么做才能缓解这种易怒的情绪呢？"

缓解紧张和压力的策略可以帮助缓解躁动和易怒，如体育锻炼、深呼吸、冥想，或者离开一个高度刺激的环境，在一个低刺激的环境中待一会儿。低刺激的环境可以是一个安静的房间，也可以是一个黑暗的房间。

从易怒的状态直接过渡到放松状态是很困难的。因此，从一种节奏较快的活动开始，然后逐渐放慢速度，是比较可行的办法。例如，试着先听快节奏的音乐，然后逐渐换到慢节奏的音乐，或者采用"渐进式肌肉放松法"来收紧和放松你的肌肉。

当你应对易怒和躁动时，另一个重要的策略是在冲突中躲开一下。你可以暂停现有的争论，稍后再恢复对话。你也可以选择远离可能跟你发生争吵的人一段时间，甚至可以请几天假，找个清静的地方独处。我们曾经有一个患者，当他发现自己变得非常易怒时，就会离开家去露营或钓鱼，以避免和妻子吵架。

整体健康策略

获得更多睡眠的技巧

有规律的睡眠对控制你的情绪至关重要。如果你有睡眠问题，可以考虑下面的建议：

- 床只是用来睡觉休息的（避免在床上学习、玩手机、看电视等）。
- 下午不要吃巧克力，也不要喝咖啡、苏打水或能量饮料。
- 睡前 30 分钟不要玩手机或看电视。
- 睡前 1 小时做一些让人平静的事情。

◉ 睡前尽量别吃得太多。

◉ 请勿使用带照明的时钟。

◉ 试试防蓝光眼镜，这对预防轻躁加重很有帮助。

反思过去的经验

花几分钟时间思考一下你易怒和躁动时的经历。

当下面这种情况发生时：

/ _____

我是这样做的：

/ _____

/ _____

当下面这种情况发生时：

/ _____

我是这样做的：

_____

_____

练 习

识别有用的工具并为未来做计划

过去你有没有发现过有助于减少易怒和躁动的事？

_____

_____

_____

_____

哪些策略是你没有尝试过但将来想尝试的？

_____

_____

_____
_____
_____

　　将来，当你再次易怒和躁动时，你能告诉自己什么
来让自己远离冲突？

_____
_____
_____
_____
_____

　　与自大、亢奋感和快速思维一样，当你开始注意到
易怒或躁动的情绪在加重时，确保优先考虑有规律的睡
眠，练习使你平静的活动，避免摄入会进一步刺激情绪
的物质。如有必要，可向你的医疗团队寻求帮助。

≫ | 要点与后续步骤

现在，你对轻躁的各种症状应该有了更多的了解——它们如何影响你，以及如何及早干预以防止负面后果出现。

现在请花点儿时间做个自我测试，以了解你可能遇到的其他症状和警示信号。在与你自身情况相关的地方添加例子和细节，使其尽可能具体。例如，如果你有睡眠需求减少的经历，请写明你的睡眠需求减少了多少。如果你改变了自己的外表，请提供具体的例子，比如穿得更鲜艳或化浓妆。考虑多问问你信任的朋友或家人，以前你轻躁发作时，他们发现过什么迹象没有，因为有时你最亲近的人能观察到你自己没发现的问题。

□睡眠需求减少

_____

☐ 外表变化

_____

☐ 食欲变化

_____

☐ 社交媒体参与度增加

_____

☐ 富有创造性的活动增加

_____

☐ 对新的爱好或想法更感兴趣

_____

☐ **性欲增强**

_____

☐ 支出增加

_____

☐ 更加健谈

_____

☐ 其他冒险行为增加

✐ _____

　　为了在将来遇到这些症状时（无论你现在是否有轻躁发作的症状）更好地帮助自己，现在写下你将在接下来的两个星期内练习的三种活动（如冥想、渐进式肌肉放松法、正念呼吸）。

✐ _____

✐ _____

✐ _____

Chapter **5**

管理抑郁：应对内疚感、绝望感和悲伤感

对普通人来说，提起情绪障碍，他们想到的大概是轻躁或躁狂。但是，对大多数双相情感障碍Ⅱ型、其他双相情感障碍和躁郁症患者来说，抑郁症才是他们最大的挑战。他们更关心的可能是抑郁症及其对工作、生活的影响，这是很正常的。本章讨论了抑郁症和与之相关的各种感受，并提供了有效的应对方法。

抑郁会导致极度的痛苦，有时让患者感到特别绝望。对患者在工作、家庭和生活中的各种功能影响最大的也是抑郁。

我们将在本章讨论一些管理抑郁情绪的方法，用以对抗抑郁最令人烦恼的症状。我们对数百名双相情感障

碍患者的研究表明，使用这些方法，可以对患者的心理产生巨大的积极影响。

》| 绝望感和无助感

体征与症状

在重度抑郁症的诊断标准中，只顺带提及了绝望感，根本没有提及无助感。但根据我们的经验，绝望感和无助感这两种心理状态是双相情感障碍患者在慢性抑郁期的核心感受。

当前对抑郁症症状的描述所存在的问题也许在于，只关注单次抑郁发作，而未考虑到像双相情感障碍这种慢性病的综合情况。无助感或许并不是单次抑郁发作的主要特征，也不是时隔 20 年再次发作的主要特征，但随着时间的推移，几乎每个多次经历抑郁发作的人都会产生绝望感和无助感。

有些人深陷由慢性抑郁引发的无助感之中，世界在他们的眼里只是一系列需要规避的风险，而不是需要面对和克服的挑战。他们的心态也逐渐从积极主动（试图理解问题并专注于寻求解决之道）转变为消极被动（逃避问题，不敢面对）。慢性抑郁症的反复发作还会导致深深的绝望感，即一种对一切永远不会改善的恐惧感。

我认为，心理学家吉姆·麦卡洛对慢性抑郁症的描述最为准确。在他看来，之所以会产生无助感，是因为我们无法意识到自己的所作所为可以为我们的工作、生活带来积极影响。

让我们用一个临床病例来说明这一点：

约翰今年 45 岁，是硅谷的一名企业高管。30 年来，他一直在与躁郁症带来的慢性抑郁症做斗争。他的工作环境极富挑战性，压力来自每天必须在截止时间前完成任务，不过他过去一直做得很好。最近，他的老板发现他的工作效果很难达到预期，于是单独把他叫到一边谈了谈。

约翰来我们的诊所治疗时，也提到了那次谈话。他说："我的老板总是跟我过不去。没准儿他知道我患有躁郁症，我也不完全肯定。可是，我觉得我无法改变他对我的看法。现在，我要去哪儿另找一份工作呢？我这个年纪的人，还有哪家公司会要我呢？"

从约翰的诉说中，我们不难感受到他的绝望。我们也知道，科技行业确实存在年龄歧视，硅谷可能更甚。可是，约翰还要养家糊口。

但我们随后记起，约翰 10 年前抑郁发作时，他的老板也和他有过类似的谈话。不过那次他最终振作起来，克服了工作中的困难。于是，我们和约翰一起分析什么是他的老板想让他做到而他没能做到的。在这个过程中，约翰意识到他最近一直把精力放在一个老板并不重视的项目上。他还发现自己常常睡过头，以致上班迟到，这无疑会让人觉得他没有认真对待工作。针对这两个问题，他明显改善了自己的表现，而随后的考核成绩也充分证明他成功应对了这次挑战。

我们注意到，约翰的老板在和约翰的前后两次谈话中，所说的话几乎一模一样。不同之处在于，约翰这一次似乎无法认识到，自己的行为和采取行动的意愿可以让事情往好的方向发展。约翰的大脑也不似从前，没有发现自身行为和老板对他的看法之间的关联。在帮助约翰制订整改计划前，我们必须率先解决他的无助感。

管理无助感

应对长期无助感的第一步，是确认到底发生了什么。在讨论无助感的心理特征时，我们提到了多种表现。如果这些与你的情况相符，那么无助感可能正在深深地影响着你。事实上，如果你能摆脱被动思维，那么，你在人际关系、工作和生活的其他方面面临的许多看似无法解决的问题，都可能被轻松化解。

当然，说起来容易，做起来难。如果在几个月甚至几年的时间里，你一直在与周期性发作的抑郁做斗争，肯定会逐渐陷入无能为力的状态。所以，你不可能在一夜之间改变一切，但你可以慢慢做出改变。当绝望的想法出现时，如果你能够意识到它，你就可以对其准确性和给你生活带来的影响进行评估。

你可以随身携带一本笔记本，用来记录你的想法，并进行你在第二章中尝试过的"认知重构"练习，跟踪和重组这些想法，花点儿时间确定对你来说最便捷、有效的记录保存方式。

如果你刚刚经历了一场对话（一场让你产生消极情绪或感觉的对话），并对你的情绪造成严重影响，那么，请在第一时间回答"痛苦情境回顾"练习第一部分的问题，然后在一周内答完"痛苦情境回顾"练习第二部分的问题。

痛苦情境回顾（第一部分：事件总结）

在经历了一场艰难的谈话之后，请立即填写下面
这份记录。重要的是，你要在事情发生后尽快准
确地记录下对方说了什么。

1.事件发生的日期及时间：

_____

2.事件发生的地点：

_____

3.对方说的什么话让你最难过（尽量记住他们的
原话）？

_____

_____

_____

4.你对对方说的话的本能反应是什么？你认为对方说的话的真正意思是什么？

_____

_____

_____

5.你对对方的话有何反应？你说了什么（尽量记住你的原话）？

_____

_____

_____

6.事情的结果如何？这场谈话实现了预期目标吗？

_____

_____

_____

_____

痛苦情境回顾（第二部分：其他视角）

之后，当因该事件导致的沮丧感减弱之后，完成"痛苦情境回顾"练习的第二部分。

你还能从别人的话中听出什么其他可能的含义呢？

_____

_____

_____

_____

如果你当时对对方话语中的含义是另一种理解，对话会有其他结果吗？

_____

_____

_____

让我们回到约翰的案例，看看这种分析在现实生活中是如何使用的。

约翰请了一段时间的假，这样他就可以去看望远在另一个州的父亲了。约翰常常觉得他在父亲的心里并不重要。当他们父子俩在行李认领处等行李时，他的父亲对他说："你哥哥要来和我们一起吃晚饭，他愿意从百忙之中抽出时间过来，我觉得这真是棒极了！"

约翰对此的理解是，他的父亲又一次表达了约翰所做的并不重要。他在表格上写下了自己的本能反应："真是的！我大老远飞过来看望爸爸，他却只想跟我聊我哥哥百忙中抽空来和我们共进晚餐有多棒。早知道他是这样想的，那我还来这儿干什么呢？"

约翰用略带讽刺的语气回答道："是啊，那真是棒极了！"随后，他陷入了沉默，为父亲的不领情感到愤怒。接下来的旅程气氛一直很紧张，这次探亲之旅结束后，约翰更加确信自己所做的一切对父亲来说都无关紧要。

当约翰在回答"痛苦情境回顾"练习第二部分的问题时，他发现自己还是很难从其他视角解读父亲所说的话。（除了第一反应，你很难找到其他解释。当你第一次开始做这个练习时，这是很典型的现象。）

不过，约翰向他的妻子求助了。他的妻子说，如果是她的父亲在她到访时说了类似的话，她的反应就完全不同了。她会想："哇，那真是太好了，我也能见到妹妹了！因为我来看望爸爸，爸爸一定想要一次全家人都聚在一起的特别的家庭晚餐。"

虽然约翰认为妻子和他的情况并不一样，但他也意识到了他对这次谈话的看法对他与父亲会面的结果影响很大。

约翰第二天和父亲通电话时，他的父亲再次说道，在他去看望自己时，他们父子三人可以共进晚餐是多么棒的一件事。在前一天完成了"痛苦情境回顾"第二部分的练习后，约翰现在意识到他父亲的话可能有其他含义。他没把父亲在电话里的话理解为又一个父亲只重视哥哥的例子，而是认为父亲真正的意思可能是全家人聚在一起让他很高兴。这次谈话结束后，约翰感觉比上次出行回来后好得多，不仅没有感到愤怒和怨恨，反而回忆起全家人在一起时的美好往事。

》｜悲伤感和忧虑感

体征与症状

悲伤、空虚和痛苦是抑郁的核心症状，经常伴有焦躁和忧虑，有时还伴有易怒，这些感受会引发一种强烈的感觉，就是有什么事情大错特错了，这种情绪和不祥的预感的结合可能是抑郁症最令人烦恼的症状之一。

换句话说，当我们抑郁时，不仅仅是悲伤的情绪在折磨着我们，还有一种严重的事情正在朝着错误的方向发展或者一种灾难性的事情将要发生的感觉，这让我们更加难以忍受。虽然想要从这些极度不舒服的情绪中逃离是很自然的反应，但事实证明，抑郁症造成的许多糟糕的后果，都是试图避免或逃离这些消极情绪的结果。

最近，心理治疗师开始关注与之相反的方法。与其试图避免或逃避消极情绪，不如通过正念练习，使用接受和承诺疗法，学习如何与消极的感受共存，在经历它们的同时能够继续生活。

经过前面的学习，我们已经熟悉了接受和承诺疗法的技巧，这些技巧可以帮助我们同抑郁症做斗争。请通过下面的练习，掌握和强化这些基本技能。

自我对话

通过自我对话来接受消极想法，是一种重要的练习方式，许多人发现这种方式很有效。在练习的早期阶段，包括识别出我们总是对自己说的消极的事情，然后尝试对自己说更多积极的事情。学会用不同的方式来看待痛苦的情绪和想法，可以帮助我们建立当下意识，进行认知解离，从而接受自己的负面情绪。

如果你发现自己有一些"旧想法"，试着用"新想法"来代替它们。

用下表填写的事项作为例子，为一些持续的消极想法找到替代品。

旧想法	新想法
我无法忍受这种抑郁感。	这是不愉快的，但我可以忍受。
让我来应对这种感觉，太不公平了。	我们所有人都必须处理痛苦的情绪。接受这一点，就意味着不必与现实抗争。
我的生活被毁了。	我觉得我的生活被毁了，但这只是一种感觉，并非现实。
我必须摆脱这种感觉。	我可以为这种感觉找到一个空间。通过创造这个空间，我不必和它做斗争。

（续表）

旧想法	新想法

》| 能量不足（低能量水平）

抑郁症常见的三种相关症状包括：思维、语言和动作迟缓，对睡眠的需求增加，持续的疲劳感或精力丧失感。

缓慢的思考与说话方式可能会引起其他人的注意。即使是非常简单的问题，抑郁症患者在回答前也可能会有停顿，抑郁症患者的动作往往也很慢。

大多数双相情感障碍患者在抑郁发作时需要更多的睡眠（特别嗜睡）。许多人早上醒来后仍不愿意起床，于是成了"赖床成瘾者"，每天早上都要多躺一两个小时。

然而，当抑郁发作时，再多的睡眠也不能有效缓解疲劳感。在这种情况下，你的大脑告诉你你需要什么，信息却并不准确。虽然你觉得非常需要睡眠，但当你抑郁时，睡得更多，实际上会加深你的抑郁感和嗜睡症状。

当你抑郁时是什么感觉	关于抑郁和睡眠的真相
你觉得你需要睡到很晚才起床。	晚起床是加剧抑郁的最快途径之一。
你觉得你需要更多的睡眠。	每晚睡眠超过八个半小时，极易导致疲劳感增加。
你觉得你需要小睡一下。	持续超过一个小时的小睡，很可能会扰乱夜间睡眠，增加疲惫感。
你认为你做不到像平常那样去晨练。	超过一两天不锻炼，更有可能让你感到疲劳。
因为你常常很晚才起床，接触光线的时间大大减少。	光线暴露的减少会导致睡眠模式紊乱和更强的疲劳感。

整体健康策略

制订一个睡眠和疲劳恢复计划

从下面这些办法中挑出一些，再添加一些你自己的办法，用它们制订一个计划，有效应对抑郁发作时的疲劳和睡眠变化。

□购买或自制一个黎明模拟器。用一个黎明模拟器逐渐点亮你的卧室，帮助你在早晨醒来。这是一个非常有效的方法，特别是在秋天和冬天。需要注意的是你能买到的大多数设备都不够亮，要找到一个可以作为治疗光的黎明模拟器（最大亮度为 10 000 勒克斯）。或者自己制作一个，通过 Wi-Fi 和一个手机应用程序来控制（如飞利浦变光灯），逐渐将灯开到最高亮度。

□调整你的室温。当你早上想起床时，你的卧室应该是最温暖的。相对于典型的依靠声音的"闹钟"，明亮的灯光和温暖的环境温度是更有效的"闹钟"。

☐ 做好早上起床的准备。前一天晚上准备好你的衣服，在准备睡觉时告诉自己，第二天一醒来，你就马上起床，穿好衣服，给自己煮一杯咖啡。

☐ 购买防蓝光眼镜。在睡前最后几小时戴上防蓝光眼镜。

☐ 努力恢复每天8小时的睡眠。如果你已经开始睡懒觉了，就逐渐改变你的起床时间。5天内起床时间的调整不要超过1个小时，这样你的生物钟就能逐渐适应这种变化。

☐ 努力强化你体内的生物钟。可以买一盏能在1.5英尺处提供亮度为1万勒克斯光线的治疗灯。如果你感到疲劳，每天早上至少接受30分钟强光照射，这能帮助你缓解抑郁和疲劳。

☐ 每天至少运动30分钟。最好选一项能提高心率的运动，快走是一个很好的选择。

》┃注意力和记忆力减退

体征与症状

许多患有抑郁症的人在思考、集中注意力甚至做小的决定方面都有困难。他们经常为自己的记忆困难而担忧，特别是那些年长的抑郁症患者，可能会认为自己出现了痴呆症状。与抑郁症相关的认知障碍会对一个人的工作和生活能力产生毁灭性的影响。

抑郁和焦虑都会导致记忆力下降。抑郁会降低大脑中与注意力和记忆力有关的关键区域的活动水平；焦虑也与双相情感障碍和躁郁症有关，同样会影响注意力和记忆力。焦虑的想法会占用你的大脑容量，降低你专注于任务的能力。幸运的是，你可以通过练习来提高大脑的处理能力。

管理策略

有几种活动可以改善抑郁症患者的认知功能。请从下面的列表中选择看起来对你最有用的活动。

☐ 有规律的有氧运动可以改善大脑功能。

☐ 在线大脑锻炼项目已被证明有助于改善双相情感障碍和抑郁症患者的认知功能。

☐ 有规律的正念练习可以减少焦虑，提高集中注意力的能力。

☐ 采用"地中海饮食"能改善认知功能。

整体健康策略

营养补充剂

如果你遵循"地中海饮食"，而且经常进行户外运动（来支持你健康的昼夜节律），你可能不需要任何营养补充。

如果你没有建立良好的饮食和昼夜节律，可以考虑以下补充剂：

- 鱼油（omega-3 脂肪酸）
- 维生素 D_3（如果你缺乏这种维生素或很少出门）
- 甲基叶酸（如果你有缺乏叶酸的基因缺陷）
- 维生素 B（如果你没有摄入足够的水果和蔬菜）

》｜消极思维

没有价值的感觉和过度或不恰当的罪恶感是抑郁症患者常见的消极想法，这些消极想法的重复出现就是我们所谓的"自动思维"的例子。自动思维（如果有的话）常常在没有太多有意识注意的情况下产生。事实上，当思想游离的时候，这种情绪尤其容易出现。

在抑郁发作期间，我们可能会陷入循环往复的消极思维中，可能会为过去的事后悔或觉得自己不可爱，或者我们会把注意力集中在未来所有可能发生的负面事件上。这些重复的自动产生的消极想法会让我们失去积极解决问题的动力。

你能做些什么来应对消极想法呢？

管理策略

通过正念"接近"

以下两个常规策略似乎是最有帮助的。

1. 通过练习正念冥想，将休眠大脑从重复的担忧中唤醒，这有助于休眠的大脑区域与寻找威胁的大脑区域断开连接。

　　这种用正念对付消极思想的方法就是我们所说的"接近"。这涉及了察觉这个已经产生的想法，以及当这个想法产生时你所经历的任何感觉和情绪。我们不要像平时那样，试图逃避或逃离痛苦或不舒服的想法，而应该带着好奇心去观察我们的经历。

　　要做到这一点，首先要察觉到消极的想法是何时出现的。

　　这个想法是什么？

　　✎ _____

　　✎ _____

　　当这个想法出现时，试着通过注意你所经历的身体感受（温暖、压力、沉重感等）去接近它，而不是试图摆脱这个想法。你身体的哪个部位产生了这些感觉？它们的大小和形状如何？当你观察它们时，它们会改变吗？

　　✎ _____

_____

_____

现在，当这个想法及其伴随的感觉出现时，请给你所经历的情绪起个名字。

_____

_____

下一周，当有消极的想法出现时，试着这样做几次。每次给自己几分钟时间来观察自己的经历。感觉是如何变化的？它们是如何保持不变的？当你接近它而不是转身离开时，你注意到了什么？

_____

_____

_____

2. 激活大脑中分析问题的部分，这可以减少"自动思维"。认知行为疗法能启动大脑中促使我们完成任务的部分，从而抑制消极的"自动思维"。换句话说，通过主动分析自动产生的消极想法，我们用实际的以目标为导向的思维取代了无益的反刍思维。

»┃死亡或自杀的想法

死亡或自杀的想法是抑郁症的核心症状，是一些人的消极"自动思维"发展到极端的情况。我们曾治疗过一些患者，他们在某一段时间内，大脑中最多的想法就是自杀。

想自杀的原因可能包括：不想再为应对巨大挑战（金融、个人情感等）而绝望挣扎，希望结束一种似乎永远不会过去的痛苦状态，无法想象在生活中还能找到快乐，或是避免成为他人的负担。所有这些原因通常在逻辑或基本假设上都存在严重的缺陷，一个人总可以找到一种方法来面对或避开看似不能战胜的挑战，而不是选择自杀。无论抑郁有多严重，它都不会永远持续下去，发作过后，患者就能重新拾起对生活的希望。

尽管如此，但抑郁症患者很难看出这些想法中的逻辑缺陷，而我们在前几章中讨论和练习的一些认知行为疗法的技巧，这时就能派上用场了。不过，在讨论这些技巧之前，要谨记自杀的想法可以变得非常有说服力，以致仅靠内部过程无法改变它们。让每一个有自杀想法的人都有一个或多个能诚实地与其谈论他们的感受的人至关重要。在本书的其他章节中，我们对这一理念进行过详细的讨论，之所以重复地讲，是因为当人们进入这种极度绝望的心理状态时，仅仅依靠个人资源来解决自杀危机是不够的。他们忘了与关心他们的人取得联系，认为只能独自面对巨大的挑战。

一般来说，大多数自杀想法包括以下三种假设：

1. 自我假设。一个人觉得自己没有价值、不可爱、失败、无助，或是从根本上已经"崩溃"。（"我对现实无能为力。我一文不值，如果我走了，其他人会过得更轻松。"）

2. 他人假设。抑郁的人认为别人在拒绝、虐待、批判他们，或者会抛弃他们。（"没有人真正关心我，没有人会爱我。"）

3. 未来假设。患有抑郁症的人感到未来没有改善的希望。（"事情永远不会变好，我不能容忍这样的感觉。"）

所有这些假设的特征就是所谓的"黑白思考"。对于是否存在积极改变的机会，黑白分明的思维方式会做出极端的判断。

我们产生这些想法时的精神状态显然不是一种能让人平静、细致地思考的精神状态。因此，预防自杀的干预措施必须简单易行。

一份清单——活下去的理由

制作一张名片大小的生命理由清单，把它放在你的口袋或钱包里。

从这些选项中选出你感兴趣的，或自己编一个，也可以从朋友那里得到帮助。

☐ 我的信仰

☐ 自杀的念头不会持续太久，之后情况就会好转

☐ 我可能会伤到自己，但不会死

☐ 我的家人都爱我

☐ 我的孩子需要我

☐ 我对伴侣或配偶有责任和承诺

☐ 我有面对生活的勇气

☐ 一个特别的朋友

☐ 一只宠物

☐ 我的工作

☐ 我喜欢做的事

☐ 看着孩子们长大

☐ 看到孙辈

☐ 帮助别人

☐ _____

☐ _____

制止自杀念头的行动计划

当你有自杀的想法时，制作一张名片大小的清单，把它放在你的口袋或钱包里。

☐ 出去散散步

☐ 做一些运动

☐ 与宠物玩耍

☐ 看电影

☐ 观看最喜欢的电视节目或短视频

☐ 听音乐

☐ 创作点儿什么（如绘画、写作）

☐ 写点儿东西

☐ 户外活动

☐ 做一些园艺

☐ 练习放松技巧，如呼吸练习、正念和冥想

☐ 花点儿时间犒劳自己，做一些自己平时感兴趣的
　　小事

☐ 淋浴或泡澡

☐ 去热闹、好玩的公园

☐ 邀请朋友一起看电影

☐ 去咖啡馆待一会儿

☐ 去图书馆

☐ 去看体育比赛

☐ 去听音乐会或看现场表演

☐ 和一个特别的朋友或家人谈谈

☐ 拨打预防自杀热线电话

☐ 打电话给我的治疗师或精神科医生

》 失去兴趣和乐趣（快感缺乏症）

体征与症状

对生活中的一切都失去了兴趣、愉悦感和乐趣的症状，被称为"快感缺乏症"。这也是抑郁症的主要症状之一，它可能是逐渐发生的，以致你很难注意到变化过程，直到你发现无法再从一些通常会让自己感到愉悦的事情中获得乐趣，并意识到以往你喜欢做的任何事情都无法再让你感到开心。

应对抑郁症最有效的自助策略之一叫"行为激活"，指的是一种做那些让人（应该）感到愉快的健康活动的过程。

即使你没有从这些活动中获得正常分量的乐趣，鼓励自己每天做一件令人愉快的活动，你也能从中受益。渐渐地，你体验快乐的能力就会增强。

》| 要点与后续步骤

本章涉及的知识范围比较广。对于大多数患有双相情感障碍Ⅱ型、躁郁症和其他双相情感障碍的人来说，抑郁是最困扰他们的问题。所以，我们针对常见的抑郁症状，做了广泛的讨论。

为了帮助你找出本章要点中对你最重要的部分并记住它们，请以对你的重要性为标准，从 1 ~ 7 分为以下症状评分（1 表示"最重要"，7 表示"最不重要"），并从下面的列表中选出目前对你影响最大的一两个症状。

——长期抑郁并感到绝望、无助，看不到自己有改变现状的能力，总是以被动的方式处理问题。

——常常感到悲伤和担忧。

——缺乏精力，存在睡眠障碍。

——注意力或记忆力不佳。

——有消极思想和自动消极思想。

——经常有自杀的念头。

——失去兴趣和乐趣。

现在请写下在接下来的两周内可以帮助你缓解这些

症状的活动（无论你现在是否抑郁），至少写出四项。

/ _____

/ _____

/ _____

/ _____

整体健康策略——健康快乐计划

从下面这份活动清单中，选择一些你目前或过去感兴趣的活动，按照每天做一项活动的频率，制订一套健康快乐计划。一周之后进行总结，评估这套计划对你整体情绪的积极影响。

☐ 在工作中办好某件事

☐ 做个小计划，如旅行计划、野炊计划、舞会计划等

☐ 向某人表示感谢

☐ 欣赏大自然的美

☐ 听最喜欢的音乐

☐ 去博物馆

☐ 回忆童年或过去的愉快时光

☐ 花时间和孩子们在一起玩耍或者看孩子们玩耍

☐ 参加一个让你有归属感的团体，可以是户外运动
　组织或其他组织

☐ 沉思或冥想

☐ 让你的生活井然有序

☐ 与他人合作良好，或志愿参与某个重要项目

☐ 了解世界上有趣的事情，探索你不太了解的领域

☐ 去你从未去过的地方，当个游客

☐ 外出美餐一顿

☐ 看一部特别的电影或戏剧

☐ 看喜剧特辑

☐ 讨价还价

☐ 买一些能愉悦感官的东西，如鲜花或香水

☐ 泡个澡

☐ 参加喜爱的运动或活动

☐ 做园艺

☐ 针织

☐ 烹饪

☐ 演奏乐器

☐ 搞艺术创作

☐ 与你在乎的人接触

☐ 亲密的性生活

☐ 浪漫的亲密关系

☐ 学习新知识，培养新技能

☐ 帮助需要帮助的人

☐ _____

☐ _____

☐ _____

☐ _____

☐ _____

Chapter **6**

谨慎行事：管理高风险行为

　　患有双相情感障碍的人往往倾向于做出冲动和具有潜在风险的决定。双相情感障碍与一种决策方式有关，这种决策方式更关注潜在回报，而不是可能的风险。无论你的情绪状态如何，这种倾向都会在一定程度上表现出来，但在高能量状态或轻度躁狂发作时，这种倾向会显著增强。

》| 轻躁与高风险行为

　　轻躁发作的一个核心症状是冒险行为增加。对可能发生的事情过于乐观，在做出选择时看不到风险，这可能导致你做出冲动的决定，进行超出自己能力的消费，如乱买东西、赌博等。在轻度躁狂发作或高能量状态时期，你可能会基于过度乐观的假设而进行不明智的商业投资，并盲目地认为自己不会犯错，完全忽视了潜在的风险。

轻躁发作的另一个核心症状是社交活动显著增加。如果越来越多的社交活动和越来越多的冒险行为同时发生并结合起来，你可能会沉溺于冲动的性接触中，可能会选择不合适的伴侣，或者忘记采取正常的预防措施来避免性传播疾病。或者，你可能会发现自己过于信任陌生人，并陷入危险的境地，比如从前会尽量避免深夜外出，但现在毫不在乎。抑或与正在做其他危险事情的人在一起，如酒后飙车。

关于轻躁发作时的高风险行为，另一个常见的例子是开车比平时快。曾经经历轻度躁狂发作的人几乎都报告过，他们在轻度躁狂发作时开车更快，并且不太注意安全驾驶技术，如追尾、超速或闯红灯等。有些人甚至可能会因从事危险运动或以一种不安全的方式从事自己喜欢的运动而丧生，如快速滑雪或在更危险的地形上滑雪。

在轻度躁狂发作引起的冲动和冒险行为中，有一个特别危险的组合是饮酒的同时服用刺激性药物。这种情况很常见：超过一半的轻躁患者经历过与酒精或滥用药物有关的发作。许多人报告说，他们只是在轻度躁狂发作时才酗酒或服用刺激性药物，因此无法察觉自己行为的风险。当然，酒精和药物会进一步降低人们的风险意识和做出缜密决策的能力。由于轻躁或混合躁狂发作时可能发生的许多灾难性事件都是在受酒精或药物影响的情况下发生的，因此，建立在发作期减少酒精或药物摄入的控制措施尤为必要。

»| 混合状态下的高风险行为

正如我们已经看到的，与双相情感障碍相关的危险通常是能量水平上升和其他一些因素结合的产物，如能量增加与酒精或药物滥用的结合。

一种特别危险的组合是消极情绪（悲观或易怒）和能量水平上升相叠加，正如我们在所谓的"混合发作"中看到的那样。根据这两种情绪状态的组合状况，我们称其为"具有混合特征的抑郁状态"或"具有混合特征的轻躁状态"。然而，关键是消极情绪和高能量状态的结合会让人陷入麻烦之中。消极情绪意味着能量可能经常转化为自我毁灭行为。在混合发作时，我们可以看到愤怒、易怒、打架、暴力、自杀、自残等风险的上升。

》┃抑郁状态下的高风险行为

在纯粹的抑郁状态下，高风险行为往往是自我疏忽或相对被动的自杀形式，如服用刺激性药物。如果双相情感障碍患者有其他医学问题（如糖尿病），那么没有能力满足自己的基本需求就成了一个大问题，因为不能照顾自己可能会导致灾难性后果。另一类特别需要担忧的双相情感障碍患者是孩子家长或照料其他亲属的人。虽然很多父母照顾孩子比照顾自己更在行，但当抑郁严重发作时，他们是不可能照顾好孩子的。

你从事过下列哪些高风险行为？

勾选符合你实际情况的项目：

☐ 冲动、不明智或冒险的性关系

☐ 后来给你带来麻烦的消费方式

☐ 进行高风险商业投资

☐ 过于相信陌生人，陷入危险境地

☐ 比平时开车的速度更快，冒更大的风险

☐ 轻度躁狂或高能量状态时饮酒或服用刺激性药物

☐自残或自杀行为，或者自杀计划
☐忽视子女或其他受抚养人

≫┃制订危机计划

成功管理高风险行为的关键是要有一个计划，现在就花时间制订一个危机计划，意味着将来你不需要依靠别人来为你做决定。提前做这件事，等于给了你机会去思考过去的危机和处理危机的最佳方法，这对于规避未来可能发生的风险有一定的意义。

制订危机计划的另一个重要好处是，制订计划的过程会降低危机发生的概率。在我们治疗双相情感障碍患者的 20 年里，我们注意到，那些在做可能会破坏情绪稳定的事情之前就制订危机计划的人，很少有机会用到这些危机计划。而陷入麻烦的，几乎总是那些没有想清楚他们能做些什么来防范危机的人。

你的危机计划

你的基准线

回顾第三章中的练习"找到你的基准线",描述你情绪良好、平静时的状态。

_____

_____

_____

_____

情绪模式

你对自己的情绪模式有什么了解吗?例如,你是否趋向于迅速从抑郁状态切换到充满活力的状态(轻躁),然后逐渐降至你的"基准线"状态?或者你趋向于迅速从轻躁状态转变为抑郁状态(即在能量耗尽后,立刻进入抑郁状态),然后逐渐走出抑郁,回到"基准线"状态?或者两者都不是,你的情绪遵循的是另外一种模式?

我典型的情绪变化过程是这样的：

_____

_____

_____

_____

季节性情绪模式

你的情绪是否遵循着某种季节性模式（如秋天抑郁、春天轻躁，或者反过来）？

_____

_____

_____

_____

高风险情况

回想一下最近几次比较严重的情绪发作。这些发作是否有特定的诱因（人际冲突、药物使用、高压力等）？是在旅行期间发生的吗？

_____

_____

_____

_____

睡眠模式

你的情绪变化与睡眠情况变化有关吗？例如，你是否在一两个晚上的睡眠被打乱后就轻躁发作了？或者你会在睡得太多后变得抑郁吗？

_____

_____

_____

_____

预警信号

除了睡眠的变化，还有其他的早期信号能显示你的情绪在发生变化吗？我们的一位患者发现，他在推特上发帖的频率完美预测了他的情绪变化：当轻躁发作时，他在推特上的发帖数量会大幅增加。

轻躁发作的早期预警信号还包括与配偶发生争吵、酗酒或滥用药物、突然对性更感兴趣、花钱更大手大脚等。抑郁症的预警信号则包括上班比平时更晚、回复邮件有困难，或是不听语音留言等。

写下你在轻躁发作时的预警信号

_____

_____

_____

_____

写下你在混合发作时的预警信号

_____

_____

/ _____

/ _____

写下你在抑郁发作时的预警信号

/ _____

/ _____

/ _____

/ _____

有帮助的事

轻躁发作时能提供帮助的事

当轻度躁狂发作时，可以通过一些特定的活动来缓解情绪。例如，多睡觉，做一些让人平静和放松的事情，把繁琐的事务放在一边，做一个简短的正念练习等。

整体健康策略

昼夜节律工具包

健康的日常起居有助于维持健康的情绪。许多双相情感障碍患者在调节睡眠方面都有困难，因此他们的生物钟（昼夜节律）很容易发生紊乱，导致睡眠质量变差，白天嗜睡，变得更容易情绪发作。

维持健康的昼夜节律，需要做到以下几点：

- ◉ 一种每天早上叫你起床的方式。可以使用黎明模拟器来调亮房间里的灯光，黎明模拟器的亮度要足够高。
- ◉ 一种每天晒 30 分钟太阳的方法。建议直接接触阳光，尽量不要熬夜，做到早睡早起。
- ◉ 一种替代光源（1 万勒克斯亮度，1.5 英尺处），可以使用一种治疗灯。

- 一个每日接触社会的计划。如果你有工作，自然有接触社会的机会；如果没有工作，你可以做一些其他日间社交活动，比如去咖啡店。
- 一个有规律的锻炼计划，你可以将30分钟的日晒活动合并在内。
- 一种避免深夜暴露在蓝光下的方法（戴上防蓝光眼镜）。
- 一套晚上睡觉前的例行程序。

混合发作时能提供帮助的事

通常对应对轻躁发作有益的事也有助于应对混合发作，选择最适合自己的应对方法，缓解消极情绪。

抑郁发作时能提供帮助的事

许多人发现早上早点儿起床、把睡眠时间限制在七个半小时以内、早晨多晒晒太阳、有规律地参加体育活动、和朋友或家人聊天，对应对抑郁发作很有帮助。上述方法也被称为时间疗法。

现在你已经准备好制订计划了，请在下表填写相应的活动。

	周一	周二	周三	周四	周五	周六	周日
早上：起床程序							
清晨：晒太阳							
上午：社交活动							
白天：健身							
晚上：避免蓝光							
夜晚：睡前程序							

针对不同情绪状态的危机计划

当你发现自己因双相情感障碍 II 型或躁郁症而陷入危机时，你会发现所需的危机计划类型取决于你正在经历的情绪是轻躁、混合发作还是抑郁。每种情绪状态带来的风险略有不同，所以在为潜在危机制订计划时，头脑中要有具体的行为。

对不同类型的危机或冒险行为，要详细描述能表明

你处于危机中的迹象（行为）和症状（想法或感觉），
描述越清晰客观越好。比如，"当我过于躁狂时，我就
处于危机之中"的描述就不合格，缺少对具体行为、想
法或感觉的描述。"当我连续两晚睡眠不足两小时却没
有意识到有问题时，我就处于危机之中"，这样的描述
才清晰客观。

当我处于危机中

与家人、朋友、治疗师或心理医生取得联系，向
他们详细描述能表明自己处于危机中的迹象和
症状。

_____

_____

是否采取过药物治疗或其他有帮助的治疗方法？

/ _____

/ _____

具体情况

与金钱有关的冒险行为

如果你以前在消费方面遇到过麻烦，请详细描述一下你是如何陷入消费困境的。是疯狂购物吗？有没有申请网络借贷？

/ _____

/ _____

/ _____

现在请描述一下能帮助你远离麻烦的方法，可以这样写："当你认为我在消费方面有风险时，请告诉我……""请以这种方式帮助我……""请提醒我……"

/ _____

/ _____

/ _____

与社交有关的危险行为

你在社交方面存在哪些风险？有没有和不可靠的人合伙做生意？或者有其他潜在风险？

/ _____
/ _____

现在请描述一下能帮助你远离麻烦的方法，可以这样写："当你认为我在社交方面有风险时，请告诉我……""请以这种方式为我提供帮助……""请提醒我远离这种人……"

/ _____
/ _____
/ _____

人身危险

你会遇到什么样的人身危险？你是否会参加异常危

险的极限运动？是否逞强好胜？平时是否开车很快？想一想，你还可能会做出哪些容易造成人身危险的事？

🖉 _____

🖉 _____

现在请描述当你将自己置于人身危险中时，别人要如何帮助你，可以这样写："当你认为我有危险时，请告诉我……""提醒我，你告诉我这些，是因为我让你这么做的。""请帮我保管车钥匙或开车送我去某个地方……"

🖉 _____

🖉 _____

🖉 _____

与酒精和药物使用有关的风险

什么样的酒精或药物使用与情绪发作有关？请详细描述你服用了什么药物和具体原因，如"当轻度躁狂发作时，我会服用刺激神经兴奋的药物，因为我不想让好心情太快消失"。然后，描述它的负面后果，如"当我长期服用刺激神经兴奋的药物，我就变得越来越偏执，而且更容易崩溃"。

✎ _____

✎ _____

当面临酗酒或滥用药物的风险时，你希望身边的亲朋好友们怎么做？要求他们阻止你酗酒或滥用药物通常不是一个好主意，应该让他们鼓励你去寻求过去曾经得到过的支持，比如一个"十二步戒酒法"的引领人、一个有类似问题的朋友或一个曾经帮助过你的团队，这通常是一个好主意。

✎ _____

✎ _____

故意自我伤害

处于危机中的人，在试图伤害自己（如用刀割伤自己）或自杀时，往往遵循一个模式。描述一下你之前想到过的自残或自杀方式。

🖊 _____

🖊 _____

　　回顾过去情绪发作最严重的时期，当时你在想什么？如"我只想让痛苦消失"或"我知道如果我割伤了自己，我就不会再想这些事情"。再想一想，之后你为什么庆幸自己打消了自残或自杀的念头或者为什么后悔伤害自己？

🖊 _____

🖊 _____

🖊 _____

　　在那一刻，哪件事对你的帮助最大？如"告诉别人我有多难过，并得到了支持"或"记住这些不好的想法只会持续几小时或几天"。描述在那些时刻对你最有帮助的事情。

🖊 _____

✏ _____

你应该联系谁？

在这种危急关头，你最信任且能让你说出心里话的
人是谁？

✏ _____

✏ _____

因疏忽带来的风险

需要照顾他人（如孩子）的抑郁症患者、患有复杂
疾病的人、重度抑郁症患者，因无法主动获得食物、衣
服和住所，可能会因被疏忽而面临风险。如果你曾经遇
到过这种情况，请描述一下哪类问题曾威胁到你自己或
他人的健康。

✏ _____

✏ _____

如果抑郁发作，以致你无法满足自己或那些依赖你
的人的需求，这时候，你需要什么样的支持呢？谁能为

你提供这些支持?

/ _____

/ _____

当你需要更多支持时

如果你尽了最大的努力,还是没能令情况好转,你可能需要更多的治疗,常规的门诊治疗有时无法提供足够的支持。如果出现以下迹象,表明你可能需要强化治疗。

● 你有不止一个问题需要治疗。例如,你不仅有双相情感障碍,还有药物滥用的问题或患有某种其他的疾病,干扰了对双相情感障碍的治疗。

● 你无法满足自己的基本需求,或者因为双相情感障碍,你有伤害自己或他人的风险。

● 你生活在一个混乱而有压力的环境中,这使你很难恢复。

◉ 你几乎无法得到任何社会支持。

◉ 你以前有过治疗无效的病史。

◉ 你非常害怕治疗，也很难参与到治疗中来。

◉ 你根本不确定自己是否有问题，即使你周围的人都认为你有问题。

如果你有以上几种情况，可能需要进行强化治疗。下面这些资源，你都能在自己所在的社区找到，可以尝试一下。

密集的门诊治疗：每周与治疗师会面一次以上、每周看一次精神病专科医生并参加一些治疗小组。

部分医院项目：通常为每个工作日 5 ～ 6 小时的综合治疗。这是强度最大的非住院治疗安排。

家庭治疗：通常是在非医院环境，但有医疗工作人员在附近居住。白天，你参加团体和个人治疗活动。晚上，你在家中接受治疗。这是一种以自愿为基础的治疗项目。

住院或院内治疗：医院是强度最高的治疗环境，通常也是唯一提供非自愿治疗的地方，以照顾和持续监督那些有伤害自己或他人风险的人。如果你有特别复杂的问题，尤其是你有医学和精神疾病混合的情况，医院也是接受治疗的最佳地点。

》┃ 利用好你的医疗资源

与你的治疗师、医生或精神科医生分享这个危机计划是很重要的，要充分听取他们的意见和建议。当然，这是你的专属计划，需要反映你的优先事项和价值观，但治疗师、医生或精神科医生可以让你知道什么是切实可行的、什么更有效。

一般来说，在你陷入全面危机之前，你的治疗团队会很高兴听到你的消息。与你的治疗团队一起识别所有的警告信号是提高你生活质量的最好方法之一。

最后，看看你的治疗师、医生或精神科医生对你没有尝试过的治疗方法有没有额外建议。过去十年里，不少新的治疗方法先后问世，包括光疗法、时间疗法、经颅磁刺激以及其他新的药物疗法等。

》| 要点与后续步骤

本章包含很多练习任务。如果你仔细、认真地完成了这些练习，你就已经为预防未来危机施行了最重要的步骤。

如果你想进一步完善你的危机计划，可以参考玛丽·艾伦·科普兰的著作。在制订危机计划方面，她所著的《健康恢复行动计划》提供了首个全面方法，此方法也是她的另一部著作《抑郁症工具书》的基础。

一定要与身边的亲属、朋友以及你的治疗团队分享你的危机计划。并且，每年至少更新一次。你可以使用下面的延伸练习来制作完成这些任务的日程表。

项目	完成时间
我会通过以下方法制订出最终的危机应对方案：	
我会通过以下方式与亲属、朋友分享我的危机计划：	
我会通过以下方式与我的治疗团队分享我的危机计划：	
我会在以下几方面更新我的危机计划：	

Part 3

建立应对双相情感障碍的支持体系

在本书第三部分中，我们将讨论如何利用你的家庭、朋友、治疗团队和社区资源来建立你的支持系统。你会学到更多沟通和解决问题的工具，并通过它们来培养健康的关系。我们还会研究如何与你所爱的人提前制订计划，让他们知道在稳定和危机时期如何为你提供支持。在如何找到和利用精神科医生、治疗师和支持小组来支持你管理自己的状态和促进自身整体健康方面，你将会获得更多有用的信息。

Chapter 7

家庭支持

为管理你的双相情感障碍Ⅱ型或躁郁症的症状，有必要在如何让你的家人和爱人为你提供所需的支持上进行思考。他们的支持既是你的危机计划的一部分，也会延伸到生活中。在识别早期预警信号、采取有益的干预措施和促进健康方面，得到最亲近的人的支持，能对你的长期健康产生巨大影响。你还需要思考除你的心理健康治疗团队外，还想让谁成为你的支持系统的一部分。将家庭成员（无论有无血缘关系）纳入你的治疗计划中是很有帮助的，而对另一些人来说，感情深厚的朋友也同样可以成为坚强的后盾。

在可以为你提供支持的人中，有些可能已经知道你的诊断结果，有些可能还不知道。将你的诊断信息告知他人，是一个值得慎重思考的决定。你想要分享什么信息？当你说"我患有双相情感障碍或躁郁症"时，别人会认为你的意思是什么？他们对诊断的含义会有误解吗？他们以前听说过双相情感障碍和躁郁症吗？一次深思熟虑的谈话，需要对最佳时间和地点认真挑选。当对方在工作时突然打电话过去，与在轻松私密的环境下分享，结果肯定是截然不同的。

将你的诊断结果告知他人有很多好处，可以增加你获得支持的机会，减少你被误解、被污蔑的可能，还能强化你在生活中与他人的联系。与此同时，分享是一种个人选择，可能会让你感到脆弱。如果你有一个治疗师，你可以和他谈谈该分享哪些信息、与什么人分享。无论你选择什么样的方式和他人分享自己的诊断结果，都一定要仔细考虑何时、何地、和谁讨论这个敏感问题。

分享本身也会带来一系列挑战。你可能遇到过这样的人，对于你的分享，他们的回应是令人沮丧甚至伤人的。认真想一想，面对一个不太理想的回应，你该怎么做，怎么才能减少潜在的负面影响。

你所经历的事情终于有了明确的诊断结果，可能会让你所爱的人松一口气。不过，你要记住，他们可能并不了解双相情感障碍，特别是双相情感障碍Ⅱ型、躁郁症。当你和他们讨论诊断结果时，多提供一些相关信息，以帮助他们理解得更清楚。

除了探索如何与你的亲友谈论双相情感障碍和确定他们如何支持你的方式，本章还将帮助你改善与亲友的沟通，并教你一些策略来处理家庭关系中与沟通相关的问题。

≫▎谈论症状和制订支持计划

与你所爱的人谈论你的情绪发作和发作症状的目的之一是相互学习。对于正在发生的事，我们每个人都只看到了其中的某一部分。即使是发作时你亲身经历的，你可能也没有注意到所有发生的事。当你的行为因情绪而发生变化时，可能会引起家庭成员的误解。他们还可能会错误地将一个深思熟虑的创业计划，当成你轻度躁狂发作的迹象。

进行家庭对话的目的不是确定真正发生了什么。所有人都是通过自己的经验和当下的心情来看待当下的经历的，因此，没有绝对的事实。我们的目标是，通过坦率地分享我们的经验，来获得对事件更加全面的认识。

同样重要的是，要提前确定哪些警告信号是你在反馈中更愿意听到的，提供其他反馈不仅可能没有帮助，甚至会造成更多的冲突。例如，当你情绪低落时，你的室友注意到你起床更晚，洗澡的次数也变少了。如果你听到的是他们对你睡眠变化的担忧，那么，可能会激励你采取一些你提前确定的干预措施来避免过多的睡眠；如果他们向你反馈的是洗澡次数变少的问题，反而可能会增加你的羞耻感，导致你更加孤立。

200

通过下面的练习，探索当你所爱的人向你提供支持时你想要的方式和时间。与前文其他情况一样，提前制订一个具体的计划是最好的。

高能量状态的症状

和家人一起思考一个计划来应对高能量状态情绪症状

在前几章中，你列出了危机的早期信号和症状，并被鼓励与所爱的人分享。现在花点儿时间和你所爱的人一起坐下来，通过下面的问题，尽可能详细地确定你的清单。

是否还有其他应包含在计划内的信号和症状？

在这个列表中，有没有什么事情太常发生而不能起到警示作用呢？

在列表中是否有什么变故会以某种方式造成冲突，从而使其变得没有帮助？

/ _____

/ _____

/ _____

接下来，制订一个计划，计划的内容是你希望你的家人如何提供支持以及何时介入。在制订计划时，认真思考哪些干预措施在症状刚开始时有用、哪些干预措施在症状严重时更有用。在这个过程中，你和你的家人合作得越融洽，计划就越有效。一起来思考下面的问题：

◉ 你认为实施干预措施的临界点是什么？

◉ 你所爱的人或家人对干预的临界点有什么看法？

◉ 当症状严重时，他们是否想到了除其他计划外的干预方法？

◉ 你觉得这些想法怎么样？

◉ 对你来说，哪些表达关心的方式更容易接受？

⊙ 他们应该在什么时候表达他们的担忧，应该使用
什么样的语言？探讨一下他们可以使用的语言和
表达关心的时间。

⊙ 他们怎么做，会让你最难接受？

⊙ 他们怎么做，会让你最容易接受？

⊙ 他们过去提供的支持方式中，哪些让你觉得特别
有帮助？哪些让你觉得根本没有帮助？

如果你注意到这些早期预警症状正在发生……

_____

_____

……你可以通过……提供帮助：

_____

_____

如果你注意到这些症状很严重……

_____

/ _____

  ……你可以通过……提供帮助：

/ _____

/ _____

  如果出现了下面这些症状……

/ _____

/ _____

  ……我希望你能联系以下的疗法提供者：

/ _____

/ _____

抑郁症状

  和分享高能量状态情绪症状的方式一样，分享和回顾抑郁症状也很重要。你的家人过去发现过什么症状没有，他们给你提供支持的最好方式是什么？当你分享你的预警信号和症状列表，并添加他们的观察时，再将之前评估过的问题思考一遍。

与家人一起制订应对抑郁情绪症状的计划

是否还有其他应包含在计划内的信号和症状?

在这个列表中,有没有什么东西太常发生而不能起到警示作用呢?

在列表中是否有什么东西会以某种方式造成冲突,从而使它变得没有帮助?

/ _____

/ _____

/ _____

接下来,制订一个计划,计划的内容是你希望你的家人如何提供支持以及何时介入。记住你在抑郁发作时的经历,在制订计划时,思考下面的问题:

- 你认为实施干预措施的临界点是什么?

- 你所爱的人或家人对干预的临界点有什么看法?

- 当症状严重时,他们是否想到了除其他计划外的干预方法?

- 你觉得这些想法怎么样?

- 对你来说,哪些表达关心的方式让你更容易接受?

- 他们应该在什么时候表达他们的担忧,他们应该使用什么样的语言?探讨一下他们可以使用的语言和表达关心的时间。

- 他们怎么做,会让你最难接受?

- 他们怎么做,会让你最容易接受?

- 他们过去提供的支持方式中,哪些让你觉得特别有帮助?哪些让你觉得根本没有帮助?

如果你注意到这些早期预警症状正在发生,请帮助我……

_____

_____

……你可以通过……提供帮助：

_____

_____

如果出现了下面这些症状……

_____

_____

……我希望你能联系以下的疗法提供者：

_____

_____

整体健康策略

通过你的支持网络提升健康水平

建立一种日常习惯，健康的饮食、有规律的睡眠、适当的锻炼和丰富的社会活动，都可以帮助你保持情绪稳定。让你的亲友也加入进来，对实现目标会更有帮助。想想如何让你的亲友参与进来，有一个负责任的伙伴甚至团队，可以帮助你强化目标，特别是当你变得更加抑郁，动力也在衰退的时候。

◉ 可以考虑邀请他们加入你的健康活动，比如每周安排一次家庭健走活动。

想法：

/ _____

/ _____

◎ 你怎么让他们参与到创造性的健康饮食的准备工作中来呢？你们有兴趣一起做饭或尝试新的食谱吗？

想法：

/ _____

/ _____

◉ 你们想一起定期参加运动挑战或一起上课吗？也许你们会喜欢周末徒步旅行或骑单车。

想法:

✐ _____

✐ _____

　⊙ 你能每周组织一个游戏之夜或组建一个读书分享会吗?

想法:

✐ _____

✐ _____

》 | 健康的人际关系

人际关系可以影响你的压力水平、睡眠模式或情绪。有效沟通、解决问题的策略和观点分享,能帮助你和亲友建立健康的关系,让你获得更多的支持。

我们在这里探讨的技巧也可以帮助你创造一个空间来处理你和你的家人在你情绪发作时的感受。看到他们所关心的人与双相情感障碍 Ⅱ 型或躁郁症做斗争,你的亲友可能会因此而感到痛苦，这也是与情绪发作相关的不良后果。经济上的影响、感情上的轻率之举或发生在轻躁或抑郁情绪状态下的争吵，都可能导致愤怒、悲伤和失望。此外，你可能会对亲友之前处理问题的方式感到愤怒或失望，或者你因过去的情绪发作而感到内疚和羞愧，这些情绪都会影响你的人际关系。找到与亲友交流的正确方式，可以让你们不再纠结于过去，关系更亲密，最终提高你的健康水平。

沟通技巧

找到有效的沟通方式来处理不满情绪或过去累积的失望情绪，可以帮助你和家人一起营造一个对你的健康有支持作用的环境。

积极倾听

要记住，有效沟通的前提是学习如何倾听，并向与你交流的人传达你在倾听的信号。这似乎是老生常谈，但有时候可能非常困难，特别是在高度冲突时期。你可以利用积极倾听的关键要素清单来练习积极倾听的技巧。通过下面的练习，看看自己还有哪些需要改进的地方。

☐ 保持眼神交流。

☐ 把注意力集中在他们所说的话上，以便获取信息。

☐ 点头表示你在听。

☐ 注意你的身体姿态及传达的信息。

☐ 如有需要，提出问题，请对方释疑。

□通过反映你所听到的内容来表明你理解他们所说
的话，而不是添加判断或批评。

□在谈话快结束时，花点儿时间总结一下谈话内
容，表现出你的投入。

分享你的需求和感受

谈论失望、愤怒或悲伤等情绪从来都不容易，但
分享自己的感受并提出改变的要求仍然是很值得
去做的事。试试用下面的方法来表达你的需求和
感受。

⊙ 用第一人称"我"来陈述事实，而不是添加判断
或批评。例如，"每次你说你会洗碗但又不洗的
时候，我会很生气"和"你还没洗碗？你太懒

了，根本不在乎我！"想象一下，如果别人对你说了以上两句话，哪一句会促使你起身去洗碗？不同的两句话对你产生了哪些不同的影响？

● 记得要保持冷静的语气（不是有歉意或大声指责，而是坚定和自信地表达）。

● 请对方在将来处理某一情况时采用不同的方式。在下面空白处写下一些以第一人称"我"来表达的陈述和请求，最好是你想在将来尝试的内容。

_____

_____

_____

_____

整体健康策略

家庭治疗

家庭治疗是一种额外的资源，可以支持你去管理你的症状和营造健康关系，最终提升你的幸福感和整体健康水平。在家庭治疗中，你和你的家人一起与一个第三方（如心理治疗师）见面，共同学习强化关系、处理和解决问题的工具。以家庭为中心的治疗，强调的是你和你的家人与治疗师一起工作，从而全面了解双相情感障碍的各个方面，并找到缓解症状和增强对你的支持的方法。它还突出了家庭动力学、冲突和情感表达方式是如何促进或阻碍患者恢复健康的。在心理治疗师的支持下，家庭治疗可以为你提供一个机会，让你掌握更深入地探索沟通和解决问题的技巧，以减少对消极情绪的粗暴表达（如批评指责），并学习积极倾听、分享感受和要求他人做出改变的技巧。

请写下你认为在家庭治疗中会有帮助的讨论话题。

1. _____

2. _____

3. _____

🖉 4. _____

🖉 5. _____

解决问题的技巧

过去，在你向亲友发出请求时，他们可能并不完全认同你的意见或很难接受你的建议，这时候就需要去解决这些问题。最好能将你的亲友聚集在一起，共同研究问题，达成共识。如果你想与亲友开始一段能够解决问题的健康对话，那么，请遵循下面的步骤。

1. 识别问题。首先要清楚地定义问题。问题到底是什么，也许你们一开始并没有达成共识。提前花些时间来探索问题是什么，可以让你更有把握去开展下一步工作——识别可能的解决方案。

2. 识别可能的解决方案。你和你的亲友应该想出尽可能多的解决方案，然后把它们都写在一个列表里。

3. 权衡不同解决方案的利弊。你们列出的每个解决方案的优缺点是什么？哪个方案解决问题的效果最好？你们有意见一致的解决方案吗？如果你们不能在某一个解决方案上达成一致，是否可以找到一个折中方案？或者尝试多个解决方案，比如，这次尝试一个人的想法，下次尝试另一个人的想法？

4. 制订一个计划，将你选择的解决方案付诸实践。将计划写下来，写得越具体越好。如果需要的话，计划中要包括一个实施计划的时间表。

5. 重新审视解决方案的效果。安排时间来回顾一下解决方案的实施效果，如果一个解决方案没能产生帮助，那么，有没有其他解决方案可供尝试？

练习

解决问题

确定你和亲友之间最近出现了一些问题，创建一个可能的解决方案及其优缺点的列表。

问题是：_____

可能的解决方案	优点	缺点

行动步骤：下周，我将（从上面选择一个解决方案）……

_____

_____

我们将重新审视这个解决方案的实施效果，时间放在……

_____

_____

从其他角度考虑问题

当你遇到需要妥协的冲突或分歧时，从其他角度考虑问题会非常有助于达成一致意见。不仅要试着从冲突双方的角度看问题，还要试着从第三方的角度看问题。这是一项重要的人际交往技能，可以强化你的同理心。

想想你最近一次与亲友发生冲突的场景。

如果你从对方的角度来看，你会看到什么？

_____

_____

如果你从第三方的角度来看，你会怎么看？

_____

_____

这些不同的观点会如何影响你处理问题的方法？

/ _____

/ _____

》| 要点与后续步骤

在本章中，我们学习了如何与亲友谈论你的诊断结果，了解了在症状出现时请亲友帮助你管理症状的方法，还探讨了直面和解决当前冲突和处理过去的挑战的方法。

在应对疾病的过程中，如果你知道自己不是一个人在战斗，就可以极大地改善你的健康状况。在后面的章节中，我们将探讨把支持系统扩展到亲友之外的方法。

最后，请花一点儿时间来回想一下当前任何可能影响你情绪的关系冲突。你能否找到一种方式使用你在本章中学到的技巧来解决问题？请展开"头脑风暴"，把结果写在下面。

Chapter **8**

构建支持网络

建立一个包括心理健康治疗团队和病友在内的支持网络，是对双相情感障碍 Ⅱ 型和躁郁症进行管理的一项重要内容。在本章中，我们将更加深入地了解药物管理、治疗和团队支持，以便让你更详细地了解一个支持系统能达到什么状态，以及如何一步步获得这些支持。

》│ 药物治疗

在双相情感障碍的治疗计划中，药物治疗并不是不可或缺的一部分。不过，考虑到药物治疗也是一种选择，即使你目前没有采用药物疗法，也应该与心理治疗师保持联系，你可能需要在一年中和他们见几次面。当然，如果药物是你治疗计划的一部分，那么，你可能需要和他们经常见面，频率从每周一次到每两个月一次不等。

是否使用药物疗法，哪种药物更适合你，如何根据你的症状对药物进行必要的调整，这些决定对管理双相情感障碍Ⅱ型和躁郁症都是至关重要的。因此，为你的支持网络找一个合适的药物提供者是非常重要的一步。通常，你可以让当地诊所或医院为你推荐药物提供者。当然，若能找到一位专门研究情绪障碍的人就更有帮助了。如果你与一个支持小组或一位心理治疗师有联系，可以向他们求助。如果你已经有了心理治疗师或正在寻找，那他最好能与你的药物提供者合作，他们或者在同一家诊所或医院工作，或者可以在诊所或医院外面定期为你提供协作治疗。

如果你正在服用药物，记得将你的担忧和所有不良反应告诉你的药物提供者。这样才能让药物提供者帮你找到适用的药品，并及时做出调整。突然停药或换药会导致风险，所以，在采取任何行动之前，你都要与你的药物提供者沟通，通过与他们的交谈，确保任何潜在的改变（如药品的改变、用药剂量的改变或最终停止用药）都可以用一种降低潜在风险的方式进行。

在与药物提供者会面前，有一个问题列表会更好，下面是一些需要考虑的问题：

⊙ 药物治疗潜在的不良反应是什么？

⊙ 药物治疗的不良反应通常会持续多久？

⊙ 是否有什么不良反应出现后，就需要立即跟药物提供者或心理治疗师联系？

⊙ 每种药物通常需要服用多长时间才能看到效果？

⊙ 这种药物是否会与食物、物品或其他药物产生相互作用？

⊙ 不同药物的潜在风险和好处是什么？

与健康服务提供者交谈

现在，请花点儿时间来确定你想问心理医生的问题，包括你可能想要进一步讨论的问题：

_____

_____

_____

_____

　　向你的药物提供者确认你的饮食和你正在服用的药物之间的关系是非常重要的。比如，你正在服用含锂的药物，建议你不要突然开始低盐或无盐饮食。确保与你的药物提供者保持联系，确保你能及时了解他们给出的饮食建议。

»| 个体化治疗

在对情绪进行管理方面，个体化治疗是一个很好的资源。心理治疗师可以帮你建立一个症状监测系统，以及出现这些症状时的干预计划。个体化治疗也可以提供常规的治疗工具，帮你管理压力、关系问题或者诸如焦虑等其他症状，因为所有这些都不可避免地会影响你的情绪。

治疗通常意味着每周与心理学家、治疗专家、咨询师或社会工作者面谈约 50 分钟。这些治疗的频率和时间长短，会根据你在整个治疗过程中的症状来做出相应的调整。

提前了解治疗师的风格、方法和经验是很有帮助的，最好花点儿时间找一位在双相情感障碍治疗方面经验丰富的治疗师。可以在相关网页搜索，也可以通过你的药物提供者介绍，还可以向你信任的人咨询，这些都是寻找合适人选的方式。

考虑到费用、保险范围和其他因素，不是每个人都能负担得起与个体治疗师的合作。如果你没办法获得个体化治疗，那就要对当地的医疗资源了如指掌，如社区支持小组、医师协会等。如果你想得到个体治疗师的帮助，但遇到了经济上的困难，那么可以研究一下当地的公共医院或采用"浮动费率"收费的个体治疗师。

治疗师调研

现在就花上一点儿时间根据上述建议来对当地的治疗师进行调研。找到三个治疗师，了解他们的详细信息。

1. _____

2. _____

✎ 3.＿＿＿＿＿＿＿＿＿＿＿＿＿＿＿＿＿＿＿＿＿

练 习

提前思考问题

在向治疗师咨询之前，请列出一个问题清单。

- 你有治疗双相情感障碍的经验吗？

- 你会使用认知行为疗法与接受和承诺疗法吗？你的治疗方式是怎样的？

- 你与社区里的药物提供者关系密切吗？

- 你们是怎么收费的？接受保险付费吗？采用"浮动费率"的收费方式吗？

✎＿＿＿＿＿＿＿＿＿＿＿＿＿＿＿＿＿＿＿＿＿

✎＿＿＿＿＿＿＿＿＿＿＿＿＿＿＿＿＿＿＿＿＿

✎＿＿＿＿＿＿＿＿＿＿＿＿＿＿＿＿＿＿＿＿＿

我们建议将你的每日情绪记录分享给你的治疗师或精神科医生，这是进行有效治疗必不可少的一部分，因为这可以让你和你的团队随时了解治疗是否对你的情绪稳定性产生影响。此外，记得与所有的医疗服务提供者分享你之前制订的危机计划。

》┃ 支持小组

与其他双相情感障碍患者的交流会让人感到安慰，因为他们更容易与你的情绪起伏及你所面临的特殊挑战产生共鸣。有合适的倾诉对象，听到别人说"我也是这样"或"这曾对我有帮助"，可以提供非常有效的额外支持。与一群有共同经历的人分享你的挑战和成就，也能增强一个人保持良好状态的能力。支持小组为患者之间建立联系、培养友谊提供了一个很好的空间，可以成为治疗师或药物提供者、相关播客或博客、书籍及患者家属获取建议的重要来源。

你一般可以通过当地诊所或医院找到支持小组，利用互联网在你所在的地区进行搜索，也会有所收获。小组类型可以是关注情绪障碍的病友支持小组，也可以是心理教育和技能培训小组。

病友支持小组的领导者一般是小组成员。这些团体通常是自由加入的，并会根据地点和出席人员的不同而随时变化。心理教育和技能培训小组是由医院和诊所组建的，除此之外，它们还会组建病友支持小组。心理教育小组的重点是教给患者更多关于双相情感障碍的知识和管理方法，同时把小组中正在经历类似痛苦的患者联系起来。其他以技能培训为基础的小组可以教给患者正念或认知行为疗法、接受和承诺疗法等治疗方法。技能培训小组为患者提供了与病友联系的机会，同时教授他们特定的治疗技巧，通常是在心理健康服务提供者的支持下建立的。

　　虽然找到一个专门针对双相情感障碍的支持小组对扩大你的支持网络很有帮助，但以其他问题为主题的小组也一样有价值，因为与更多的人加强联系是提高幸福感和压力管理能力的基础。如果没有专门针对双相情感障碍的小组，也可以根据你的个人情况，加入其他主题小组，如按照年龄（青少年、成年、老年）或性别成立的小组、父母支持小组、悲伤支持小组、共同医疗环境支持小组、同一药物滥用支持小组、酒精成瘾互助小组、自我关系及康复训练小组、避难所康复小组、救生圈支持小组等。

　　找到一个合适的支持小组，可以让一切变得不同。如果你已经尝试了一种，但没有取得理想效果，也不要灰心，因为并不是所有的支持小组都是如此，它们之间可能存在很大的差异。虽然在某一个支持小组中，你没有得到太多帮助，但在另一个支持小组中，你或许会有更好的经历。

　　加入一个新的支持小组，可能会有困难，因为这会造成一些焦虑。当你想尝试一个新的团队时，你可能会有一些无法摆脱的负面想法，比如"没有人会喜欢我""这不会有帮助"等。这些想法很常见，但是要记住，不只你一个人会这样想。不要忘了练习你的认知行为疗法与接受和承诺疗法的技能，试着权衡利弊，从新的支持小组中获取帮助。

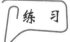

衡量一个支持小组的利弊

下面给你一个机会，尝试一下"四象限法"：去的好处、不去的好处、去的坏处、不去的坏处。虽然你对典型的包含正、反两方面的清单很熟悉，但"四象限清单"可以让你更深入地理解整个决策过程。正如你将学到的，有时候去参加和不去参加一个支持小组的利弊是不同的。通过全面考察做或不做某件事的原因，你可以对哪个决定更适合你有全面、客观的认识。这个训练不仅有助于提高决断能力，也有助于唤起行为动力。

参加支持小组的好处	不参加支持小组的好处
例如：我将会交到新朋友。	例如：我可以避免感到不适。

参加支持小组的坏处	不参加支持小组的坏处
例如：也许没什么用，只是白白浪费时间。	例如：父母会唠叨。

整体健康战略

为你的家人找到支持

你的总体幸福感与你最亲近的人的幸福感密切相

232

关。在双相情感障碍和躁郁症反复发作的过程中，患者有时很容易忘记，自己的病情也会给最亲近的人带来压力。一些精神病患者联盟组织能够为患者的家庭成员提供支持。你的家人通过与其他患者家属的交谈，能够获得他们自己的支持，并学习支持你的方式，这可以真正帮助到你的家庭成员。

由于位置和日程安排，你可能不方便参加小组的现场活动，但你可以访问在线支持小组。不少团队组织都能为情绪障碍患者提供在线病友支持小组，帮你克服地理和交通障碍。随着现在的技术进步，在线支持小组越来越多。多花点儿时间，在网上搜索最适合你的在线支持小组吧。

》| 要点与后续步骤

在本章中，你学习了更多关于通过小组和医疗提供者扩大你的支持网络的知识。获取这些支持，将有助于你更好地管理压力、提高幸福感。不过要记住，如果使用了这些方法以后，你的状况没有得到任何改善，那就需要考虑提高你的医疗服务等级，如强化门诊项目、部分住院项目、住院治疗或收容治疗。

最重要的是要认识到，向支持系统寻求帮助会让你感到自己很脆弱。分享你所经历的挣扎或承认有时候很难独自完成一些事情，施行起来并不总是那么容易。在你的支持系统中找到你能够信任并愿意接受不同挑战的人，对你克服寻求帮助的心理障碍特别有价值。

同样重要的是，对不时出现的可能会妨碍我们与这些人接触的想法，要多加注意。诸如"我不想成为一个麻烦""他们不会理解我的"或"我太脆弱了"之类的想法，会阻碍你去寻求帮助。如果你过去曾有过这样的想法，那么，你需要知道它们是非常普遍的，很多人都会这样想。

自己成了他人的负担，与之有关的想法会特别难以摆脱。有一个方法可以帮助你挑战这种想法，那就是回想一下你在帮助别人时，自己有什么感觉？你是不是很高兴帮到了别人或很希望能帮到别人？人们很容易忘记，帮助别人能收获很大的精神回报。作为一个助人者，你会觉得自己很有价值、被人尊重，甚至会因此被别人认为你是值得信任的，都愿意向你求助。当你不愿意去寻求别人的帮助时，试着想想这些。

试着回答下面的问题：

◉ 你最需要的帮助是什么？

◉ 当你想要寻求帮助时，你会想到什么，感觉如何？

◉ 当你向别人提供帮助时，你有什么想法或感受？

◉ 寻求帮助在哪些方面最符合你的价值观？

◉ 在过去，你是如何成功寻求帮助的？

◉ 你过去寻求帮助的结果是什么？

◉ 如果别人对你求助的回应令你失望了，你会怎么应对？

◉ 你在什么情况下更愿意寻求帮助？

Chapter 9

支持体系的延伸与拓展

通过前面几个章节的学习，一方面，你已经掌握了很多新的技能，可以更好地应对双相情感障碍 II 型或躁郁症的诊断结果，并泰然处之；另一方面，你在短时间内接受了海量的信息，肯定需要更多的时间来消化这些信息，才能将它们融入你的生活中。

幸运的是，你不需要一蹴而就地完成所有改变。事实上，最好一次只专注于几个技能，才能真正掌握它们。

接下来，我们花一点儿时间来回顾一下前几章中的内容，然后按你的关注程度对各个领域的优先级做个排序，这将成为开发属于你的个性化改变计划的第一步。

》| 双相情感障碍的类型和症状

在本书第一章中，我们首先对双相情感障碍的症状做了概述，并讨论了关于它的一些常见误解。通过这一章的学习，你应该对自身的双相情感障碍症状与其他双相情感障碍患者出现的症状是否相符，有了一个清晰的认识。这一章值得多读几遍，有些内容尤其重要。

1. 虽然双相情感障碍的定义是存在周期性能量上升（轻躁或躁狂），但对大多数人来说，最令人不安的症状是抑郁。

2. 你的一生中只要经历过一次轻度躁狂或躁狂发作，就可以被诊断为双相情感障碍。

3. 本书侧重于帮助轻度双相情感障碍患者，患有双相情感障碍 II 型、躁郁症和其他双相情感障碍的人更适合阅读本书。

4. 除了纯粹的轻度躁狂和抑郁发作，许多人还经历过两种症状的交替发作，即"混合发作"。

5. 双相情感障碍经常伴随其他症状发生。其中，焦虑和药物滥用是最常见的。对双相情感障碍患者的治疗，通常需要同时关注他们的情绪症状和焦虑症状。

现在，请回顾一下你对双相情感障碍的了解情况，看看自己还有哪些问题。

诊断性检查量表

你患的是哪种类型的双相情感障碍？

☐ 躁郁症　　　　　　　☐ 其他双相情感障碍

☐ 双相情感障碍 Ⅱ 型　　☐ 我不确定

你还有哪些其他双相情感障碍的症状？

☐ 社交焦虑　　　　　　☐ 药物滥用

□创伤后应激障碍   □酗酒

□恐慌症   □以上都不是

□强迫症   □我不确定

□其他类型的焦虑

    如果你选择的是"我不确定",那么请不用担心,这是一个很好的起点。事实上,与保持一点儿不确定性并制订计划去了解更多相比,匆忙做出双相情感障碍的论断反而会引发更多的问题。

    为更好地了解自身情况,我们需要制订一个行动计划,看看下面哪些对你更有吸引力。

□我想再多读点儿书。

    如果你认为阅读是寻找答案的最佳方法,那么就去搜寻更多的参考资料,并仔细研读,以更好地了解双相情感障碍的相关问题。

☐我想追踪我的情绪。

要了解正常状态和焦虑症之间的关系，找出心境随时间变化的复杂模式，自我情绪追踪是我们所知道的一种有效方法。事实上，每天花 1 ~ 2 分钟追踪自己的情绪，可能是提高自我心理健康水平最重要的事情之一。

☐我想和心理治疗师或精神病学家好好谈一谈。

这也是一个很好的尝试，但要确保你咨询的人真正了解双相情感障碍。对于双相情感障碍，你或许比许多心理健康专家知道得更多。如果你不想被矛盾的信息弄糊涂，就要找双相情感障碍方面的专家交谈。

》┃治疗性干预

在本书第二章中，我们学习了更多关于治疗性干预的知识，讨论了与认知行为疗法、接受和承诺疗法有关的工具。

以下是对认知行为疗法涉及内容的简要总结:

● 认知行为疗法三角。你的想法、感觉、行为是如何联动的。

● 认知重构。学习如何识别什么时候的想法是不准确或无用的,以及如何构建更平衡、有益的想法。

● 行为激活。如何用你的行为来改善你的症状,并努力提升幸福感。

我们还学习了接受和承诺疗法涉及的理念。

● 接受。即使现实令人不适,也要学会接受现实。这可以大大减少我们的悲痛和苦恼,帮助我们向前看。

● 活在当下。学习如何有意识、不加判断地练习对当下的觉知。

● 价值观和承诺的行动。设定基于价值观的目标,并采取与你的价值观一致的行动。

- 认知解离。更加客观地看待你的想法，认识到它只是一时的，而不是不可改变的外部现实。

在你做过的具体练习和研究过的主题中，你认为哪一个最有用，为什么？

✎ _____

✎ _____

✎ _____

✎ _____

请注意，本书并没有涵盖这些疗法包含的所有技术。但是，你可以通过阅读其他书籍和自己的实践，进一步探索这些治疗手段。

≫ 应该从哪里开始总结?

在本书第三章中，我们花了一些时间来描述双相情感障碍一直以来是如何影响你的生活的，让我们再总结一下这些信息。

双相情感障碍的影响

总的来说，双相情感障碍对你的生活有多大影响呢？试着想象一下，如果没有双相情感障碍，你的生活会是什么样子？两种生活状态会有多大的区别？请用百分数进行评价，0表示双相情感障碍没有影响你的生活或整体影响是积极的，10%表示有非常轻微的负面影响，25%表示有重大的负面影响，50%意味着你的生活质量水平在双相情感障碍的影响下已下降了一半，75%意味着你几乎与没有患双相情感障碍时完全不一样了，100%是不可能出现的情况（除非你已经去世了）。

这个练习的目的是获得一种良好的判断，看看在患有双相情感障碍的情况下，一个帮助你更好地生活的项目能为你提供多少潜在好处。

如何在实践中进行这一练习，下面是一个范例：

几年前，一个名叫罗伯特的男人找到了我们。他当时大概 35 岁，很担心自己的双相情感障碍会影响他的人际关系和工作成绩。他做过很多份工作，刚开始时都很好，但往往几个月后，他就会因陷入抑郁状态而离职。他已经结了婚，但他的妻子很不开心，总是时不时地说要离开他。在这个测试中，他给自己的评分是 50%。因为他是已婚男士，并且能够找到工作，所以，我们认为双相情感障碍对他的生活造成的影响在 25% 左右。最后，我们确定双相情感障碍对他有很大的负面影响。

另外，我们还了解了一下为治疗双相情感障碍，他都做过哪些努力。他曾看过精神科医生，也服用过药物，但并没有坚持服药。他没有做过任何类型的情绪记录，也拒绝了去找个体治疗师的建议。他的妻子读过很多关于双相情感障碍的书，他自己反而很少读这方面的书。总的来说，他去年总共花了大约 10 个小时（平均每周约 12 分钟）来处理他的双相情感障碍问题。

我们和罗伯特的谈话，也集中在这种病情和患者努力程度的不匹配上。罗伯特头脑聪明，但在生活质量已明显下降的情况下，他仍不愿意去努力改善自己的状况。谈话结果显示，他认为自己即使做了所有能做的，也不会对现状带来任何积极的改变。

所以，我们把重点放在了为罗伯特建立新的信念上。事实证明，他用这 10 个小时获得了很大的好处。通过 10 个小时的咨询，他解除了婚姻中的危机，并保住了当时的工作。通过这个分析过程，我们说服了罗伯特在几个对自我保健有战略价值的领域增加投入。

练 习

你每年在应对双相情感障碍上投入了多少时间？

回想一下，在过去的一年（在你阅读本书之前），你每周花多少时间来应对你的双相情感障碍？

与专业人士面谈：＿＿＿＿＿＿＿＿＿＿小时／每周

完成家庭作业：＿＿＿＿＿＿＿＿＿＿小时／每周

其他自我关照：＿＿＿＿＿＿＿＿＿＿小时／每周

情绪记录：＿＿＿＿＿＿＿＿＿＿小时／每周

总计：＿＿＿＿＿＿＿＿＿＿小时／每周

现在，我们来思考一下你自己的情况。与双相情感障碍对你生活的影响相比，你会如何评估你在双相情感障碍上的投入时间？

□我已经投入了很多时间，但我不确定这是否有足够回报。

□我没有投入太多的时间，因为我不确定这是否值得。

□我没有投入那么多时间，也说不清楚是什么原因让我投入那么少的时间。

☐我已经投入了大量的时间，而且正在得到回报。

如果你选了第一项，说明你不确定你所花费的时间是否得到了回报，那么请仔细思考一下：你是否在某些关键领域投入了精力，却没有起到应有的作用？为什么这些做法对你不起作用，请写下你的体会。

✎ _____

✎ _____

✎ _____

✎ _____

✎ _____

如果你没有投入很多时间，但已经发现双相情感障碍对你的生活产生了重大的负面影响，那么现在是时候来做出更大的努力了。

我们通常建议从 2% 的投入开始。（我们相当确定，当你意识到双相情感障碍对你生活的负面影响时，如果用百分数进行评价，一定超过了 2%。）按照这个比例算下来，每周大约是两个小时。

写下你的承诺：

为改善我的心理健康，我愿意投入＿＿＿% 的时间。

在同一章中，我们还考虑到了你在康复过程中的阶段性变化。

让我们迅速回顾一下，在阅读本书的过程中，你对双相情感障碍的想法和态度发生了哪些变化。

恢复中的各个阶段

根据本书第三章中描述的"改变阶段模型"，当你开始阅读本书时，你处于哪个阶段？现在又处于哪个阶段？对阅读本书之前的你和现在阅读接近尾声时的你进行一次自我评估，快速直观地总结自己已经取得了多大进步。

阶段	阅读本书之前	读完本书之后
前沉思阶段： "其他人都很担心，但我不确定是否存在问题。"		
沉思阶段： "我需要做点儿什么，但我还没有完全准备好。"		
计划阶段： "我决心做出改变并制订计划。"		
行动阶段：危机和解决方案 "按步骤采取措施克服危机。"		
行动阶段：建立基础 "使自己所有症状都处在控制之下。"		
行动阶段：幸福生活 "重建有价值的生活。"		

　　我们还回顾了制订五年计划的过程，这个过程对于唤起改变的动力非常有帮助。牢记未来的目标，有助于保证你能一直朝着这些目标迈进。

　　最后，我们讨论了每日情绪记录的重要性，希望能说服你开始行动。这也是本书的关键内容，情绪记录能对长期结果产生巨大的影响。

管理轻度躁狂

本书第二部分集中在对轻度躁狂和相关症状的管理上，我们讨论了睡眠优先和日常生活节奏的重要性以及防蓝光眼镜的辅助作用。

日常活动模式是一种强大的情绪稳定剂。这种习惯应该包括每晚七到八个半小时的睡眠，并且最好保持规律的睡觉和起床时间。健康饮食、定期锻炼和正念冥想也很有用。许多人发现以周为单位制订日程表，可以帮助他们建立起一种有效的生活规律。

我们讨论了一个具有挑战性的问题，如何区分轻度躁狂时的高能量水平状态和每个人都会经历的从沮丧中恢复后的放松状态。由于不切实际的自信（自大）是轻度躁狂的常见症状，所以，当你处于高能量水平状态时，明智的做法是使用"48 小时规则"来防止做出轻率的决定。在任何重大决定、大额消费或重大生活方式改变之前，再给自己 48 小时时间仔细考虑一下。

我们还讨论了当你感觉到自己充满活力或轻度躁狂时，如何使用正念、认知解离和基于价值观的承诺行动来帮助你避免犯错。

在轻度躁狂和混合状态下，躁动和易怒是特别令人不安的症状。重要的是要意识到，对大多数人来说，易怒是一种感觉，觉得周围的每个人都突然表现得令人讨厌或愚蠢。换句话说，大多数人在出现易怒的症状时，一开始并不会意识到是自己的情绪状态发生了变化。

亢奋和自大都是可能导致高风险行为的情绪状态，但这些行为也可能发生在抑郁或混合状态下。

我们在本书第四章中探讨轻度躁狂的管理方法时，提到了很多工具，你打算使用哪些工具？

☐ 睡眠优先
☐ 避免摄入咖啡因和其他会进一步破坏情绪的物质
☐ 进行让人平静的活动（至少在下面列出三种活动）

✎ _____

✎ _____

✎ _____

☐ 制订做重要决定之前的"48 小时规则"

☐ 避免参加可能会产生更大刺激或冲突的活动

☐ 使用防蓝光眼镜

☐ 与你的治疗师或药物提供者联系

☐ 认知重构

☐ 认知解离

☐ 使用正念（至少在下面列出一项运动）

✎ _____

☐ 渐进式肌肉放松法

在本书第六章中，我们讨论了高风险行为以及如何
避免风险，关键是要有一个危机应对计划。制订危机计
划有一个显著的作用，它似乎能明显降低你需要启动这
一计划的风险。换句话说，仅仅为你将要做的事制订一

个计划，对可能导致危机的情况进行彻底思考，就能对防止你陷入危险境地产生帮助。

我们强烈建议你填写危机计划工作表或下载一个健康恢复行动计划的手机应用程序，以获得更完整的危机计划。不管怎样，你在制订这个计划上多花费一些时间，从长远来看，都是值得的。这对你的人际关系也大有好处，你花费时间精心制订危机计划，会让你的朋友和伴侣都心生感激。

有时候，我们需要额外的帮助，针对一些超出常规门诊治疗的情况，我们也在前面的章节中做了讨论。密集门诊治疗或部分住院治疗计划才可能帮助你度过特别严重的情绪发作阶段，而就我们看到的情况，对大多数双相情感障碍患者来说，最大的挑战是在需要时发出求助信号。

应对抑郁

轻度躁狂会对一个人的生活产生巨大的影响，但对大多数双相谱系障碍患者来说，抑郁才是头号问题。在本书第五章中，我们提供了一些有效应对抑郁情绪的方法。

我们首先讨论了绝望感对抑郁症多次反复发作的患者的影响，反复发作的慢性抑郁症会改变患者的大脑，使他们更加难以发现如何重新掌控自己的生活。他们面对问题的方式发生了一个关键的变化，从积极解决问题型思维模式转变为被动回避问题型思维模式。

如果你发现自己正在用不同的方式处理问题，或者对自己改变现状的能力缺乏信心，我们强烈建议你使用"痛苦情境回顾"练习来帮助自己理解和改变这种思维模式。

向抑郁症患者解释"接受消极情绪可以减少情绪不适感"这个概念，是一项很有挑战性的任务。在本书中，我们加入了正念练习，以帮助患者接受现实，这并不是要患者放弃改变现状，而是让他们停止回避困境。只有当他们试着接受现实状况，改变才会开始。

疲劳和睡眠障碍也是双相情感障碍患者的主要问题。在轻度躁狂时，我们建议用防蓝光眼镜来调节睡眠周期，在抑郁时可以使用黎明模拟器和治疗灯。许多患者发现，使用这些工具可以显著改善生活质量、能量水平和情绪稳定性。

我们每个人都得时不时地去应对一些消极想法，而有些人会不自觉地产生消极想法，可以用正念技巧减少这种"自动思维"，认知治疗工具也能起到一定的作用，如自动消极思维分析、认知重构、认知解离等。

重度抑郁症患者常会产生自杀的想法，导致他们产生自杀想法的心理状态，让他们无法看到其他选择。因此，随身携带一份列着"活着的理由"的清单和一份应对自杀想法的行动计划，有时真的可以挽救患者的生命。

当我们经历由抑郁导致的"快感缺乏症（兴趣和愉悦感下降）"时，生活就像失去了滋味似的。我们可能不得不强迫自己做一些容易令人愉快的事，这种努力通

常是值得的。这种强迫自己做一些会令人感觉愉快的事
的方法，被称为"行为激活"，它在缓解抑郁方面非常
有效。从本书第五章"健康快乐计划"的活动清单中，
每天选择一种健康的娱乐方式，可以逐渐改善抑郁和快
感缺乏症状。

应对抑郁

当感到抑郁时，即使知道有些事对你有帮助，你
也很难付诸行动。出于这个原因，我们要求你创
建自己的最佳抗抑郁策略清单。经常回头看看这
个清单，并在必要时进行更新。在你回顾完自己
的情况之后，从下表中找出目前为止你认为最有
用的策略。同时，记下那些你还没有尝试过但认
为在未来可能有用的策略。

抗抑策略	成功尝试过	值得考虑
痛苦情况分析		
接受训练		
光线和黑暗调节		
自动消极思维分析		
自杀想法应对计划		
愉悦行为激活		

家庭问题

对大多数人来说，家庭是很重要的支持。但是当你患有双相情感障碍时，与家人相处可能会成为一个挑战。本书第七章提供了一些解决家庭问题的工具。

正如我们已经讨论过的，让你的家人加入制订危机计划或应对情绪症状计划的过程，可以改变他们参与你的康复过程的性质。如果你们合作想出一个应对情绪波动的计划（在你情绪稳定时制订的计划），就能有效减少家人的焦虑，并促使他们为你提供更多的支持。

我们还讨论了一些可以用来改善与家人沟通状况的工具。通过使用积极的倾听术，可以更好地理解他们的观点。一旦理解了他们的观点，坚定自信的沟通和解决问题的技巧将帮助你更好地表达自己的感受和需求。

一个支持网络通常不仅包括家庭成员，可能还需要精神科医生或其他有处方权的医生和你一起努力，心理治疗师也能提供帮助。我们在本书第八章中讨论了如何寻找好的治疗师和精神科医生。其他正在与双相情感障碍做斗争的患者，也是一个重要的支持来源。我们讨论了各种对你的康复可能会有帮助的支持小组。

仔细检查下面这个清单，在你已经完成的项目上做标记，它们有助于你建立和利用一个健康的支持系统。对于那些还没有完成的项目，你应该考虑制订一个计划来尽快完成。

□ 将家人的反馈纳入症状列表

□ 练习解决问题

□ 与家人分享你的危机计划

□ 找到一个心理医生

□ 与你的治疗团队分享你的危机计划

□ 找到一个治疗师

□ 练习积极倾听的技巧

□ 找到一个支持小组

□ 从其他角度看问题

》| 长期展望

　　患者与双相情感障碍或躁郁症共存，就像一段长期的情感关系，有起有落，我们以为已经解决的问题，可能会以另一种形式卷土重来。但如果从长远来看，我们会发现我们为改善双方关系所做的努力都是值得的。

　　出于这个原因，我们建议你不时翻阅本书，重温书中的内容，并根据你的经历更新你所做的计划。预测重大的压力源（如严重的生活挑战）可能会导致双相情感障碍症状复发，我们要有信心：我们在双相情感障碍康复工作中所付出的努力，可以增强我们应对未来挑战的能力。

确定你最大的挑战

回想一下你在本书第三章中制订的五年计划。在实现这些目标的过程中，你可能面临的最大挑战是什么？

_____
_____
_____

本书提供的哪些方法能帮助你应对这些挑战？

_____
_____

你还需要哪些额外的资源？

□关于_____的更多信息

□家人和朋友的支持

□精神科医生的帮助

□心理治疗师的帮助

□从互助小组或其他双相情感障碍患者那里获得帮助

找到适合你的方法

让我们花点儿时间来做个评估：

- 总的来说，哪些方法对你有效，哪些方法没那么有效？

- 你是否曾感到不知所措，或者你是否发现自己在阅读本书时能调整自己的节奏？

- 你得到足够的帮助了吗？

◉ 你多长时间翻阅本书一次？每天？每周？还是偶尔？

每个人都需要找到自己能够坚持的节奏。

"我认为本书最有用的部分是……"

_____

_____

_____

"我认为本书最没用的部分是……"

_____

_____

_____

再次总结一下，看看你在应对双相情感障碍上投入了多少时间。

考虑到双相情感障碍对你生活的影响（管理好它的重要性），从长远来看，你应该投入多少时间来妥善应对你的情绪？

□_____小时 / 天

□_____小时 / 周

□_____小时 / 月

按照优先级排序，对下面的活动领域进行评价。写下你将在每个领域所做的具体活动，确保你选择的活动与你认为自己可以投入的时间相匹配。

我未来最重要的活动是……

◉ 改善睡眠和昼夜节律的活动

_____

_____

● 情绪监测活动

● 打造健康生活方式的活动

● 应对抑郁的活动

◉ 应对轻度躁狂的活动

_____

_____

_____

写在最后的话 ━━●

恭喜你读完了本书。你为阅读本书付出的所有时间和努力，将在接下来的几年里以诸多方式得到回报。随着新技能和双相情感障碍知识的增加，你将能更好地应对双相情感障碍Ⅱ型和躁郁症。虽然和双相情感障碍共存很有挑战性，但我们在实践中与很多双相情感障碍患者一起工作的经验表明，成功不是不可能的。在寻找新的策略来应对挑战方面，患有双相情感障碍的朋友们一次又一次地展示了他们的创造力，我们相信你们也能做到。祝你们取得成功！